医学会３冠専門医で大学教授の眼科医が極意を伝授

緑内障

防ぎ抑える

最強療養法

順天堂大学客員教授・むらかみ眼科クリニック院長
医学博士　村上 茂樹

創流出版株式会社
制作／熊本出版文化会館

はじめに

「緑内障」という病気は、その人の眼が耐えうる以上の眼圧によって視神経が圧迫されて傷つき、視野（見える範囲）が徐々に欠けていって、末期には視力まで損なわれる眼病です。しかし、初期や中期には欠損視野が両眼と脳でカバーされるため、日本緑内障学会の調査でも、ご自身が緑内障であると気付いていないケースが九〇パーセントにも上っています。事実、全国で約五〇〇万人もの緑内障の推定患者に対して、眼科で治療を受けている人はわずか二一パーセントに過ぎません。しかも、末期になってから視力が障《おか》されるため、中高年者の視覚障害の原因疾患の主座を占め続けています。

このため、「白内障は手術で治るが、緑内障では一度失った視力や視野は取り戻すことができない」といわれるのは、残念ながら事実なのです。

また、わが国の緑内障の病型分類では、約七割以上の人が眼圧が正常範囲以内にある「正常眼圧緑内障」であることが明らかになっています。すなわち、眼圧以外の原因としても、眼の血流障害や酸化ストレス、糖化ストレス、さらに緑内障体質（強めの近視、低血圧、冷え性、頭痛症、首肩凝り、糖尿病、家族歴あり）などのリスク要因が分かっているのです。

しかし早期に緑内障を発見し、きちんと眼科専門医の下で治療を継続することで、緑内障の病状の進行を抑えて視覚障害や失明を予防することができます。

緑内障の治療の中で最も重要な二つのポイントは、緑内障と診断されたならば決して放置や中断せず眼科専門医の診察と点眼薬などでの治療を継続して受け続けること。そして、日常生活や食生活などにも日々注意して、正しい生活習慣で緑内障から眼を守るセルフケアを実践し継続していくことです。

すなわち、正しい生活習慣で眼を守る具体的なセルフケアとして、緑内障の原因となる眼の血流障害や酸化ストレス、糖化ストレスを抑えて緑内障体質を補う食事と栄養療法、夜間高眼圧を防ぐための就寝法、さらに、血流を促す正しい姿勢と口すぼめ長生き呼吸法や温冷アイパック、眼圧を下降させるガム噛み法や眼圧を下げ楽々できる運動療法である「スマイルコアジョグ」®、「土俵入り体操」®について分かりやすく丹念に解説しました。

また、緑内障治療の基本となる緑内障治療点眼薬の正しく効くさし方についてもやさしく解説すると共に、新型治療点眼薬の効能や使用上の注意点が分かる全ガイドも添付しています。

さらに、新しい治療法として、選択的レーザー線維柱帯形成術（ＳＬＴ）や低侵襲緑内障手術（ＭＩＧＳ《ミグス》）などの新しい治療法の解説と共に、東洋医学による緑内障のための経絡ツボ療法、また、緑内障の元凶となる酸化ストレスを消去し眼の血流も改善できる「水素ガス温熱眼科療法」®などについても分かりやすく丁寧に解説し、親しみやすい内容にしました。

このように、日常生活での緑内障から眼を守るセルフケアの工夫や正しい習慣化は、誰もがすぐに今日から簡単に始められるものでありながら、世界の眼科医や専門家による臨床と研究での効果が全て実証されている方法を厳選してお奨めしています。

近年の眼科医療の素晴らしい進歩により、緑内障という病気を診断された方も決して諦める必要はなく、眼科専門医の下での適切な治療を受け続け、正しい生活習慣によるセルフケアも併せて継続することで、ほとんどの方は重篤な視覚障害に陥ることなく、日常生活でもほぼ不自由なく生活することが可能となってきました。

しかしながら、これらの優れた最新の医療の恩恵にあずかるためには、緑内障など眼病の早期発見と早期治療が最も大切です。

このような経緯から、緑内障とは気付かずに眼の不調を放置している方々が、一人でも多く早期発見と治療を開始でき、また、視覚障害に陥る不安で日々悩んでいる緑内障治療中の患者さんにとっても、本書が一筋の明るい希望の光となることを願う次第です。

順天堂大学客員教授・むらかみ眼科クリニック院長
医学博士　村上　茂樹

緑内障防ぎ抑える最強療養法／目次

①「緑内障」とはどんな病気？

緑内障でよくいわれる「眼圧」ってなに？

私たちの眼球の内部では「房水」と呼ばれる液体が循環しています。房水は、眼球内を循環し、眼の中に必要な酸素や栄養を運んでいます。この房水が眼の内側から外側に向かって圧力をかけており、この眼球内部の圧力を「眼圧」といいます。

しかし、房水の眼外への排出が滞り、房水の産生と排出の循環バランスが崩れて結果的に眼内の房水が過剰に溜まり、眼圧が上がると視神経が傷つき視野が障害されて狭くなったり、部分的に見えなくなったりしていきます。この病気が緑内障です。

「緑内障」が起きるメカニズム

このように緑内障とは、その人の眼が耐えうる以上の眼圧によって視神経が圧迫されて傷つき、視野（見える範囲）が徐々に欠けていき、末期には視力まで損なわれるため、放置すれば視覚障害にいたる恐れもあります。

しかも、一度欠けてしまった視野は、後から治療しても元には戻りません。だからこそ、早期発見と早期治療が大切なのです。

一般に緑内障では視野欠損が鼻側から始まりますが、両眼と脳でその視野欠損を補い合うため、初期から中期のうちは自覚症状がほとんど現れません。

ところが、中心部まで視野障害が進行した緑内障の末期になってから視力が損なわれるため、それまで自分では気付かずに手遅れになるケースも実際に多く、中高年者の視覚障害の原因の第一位を占めています。

このため「白内障は手術で治るが、緑内障は一度失った視力や視野は取り戻すことができない」といわれるのは、残念ながら事実なのです。

しかし、早期に発見しきちんと治療を継続することで、緑内障の病状の進行を抑えて視覚障害や失明を予防することができます。

● 眼圧と視神経の関係

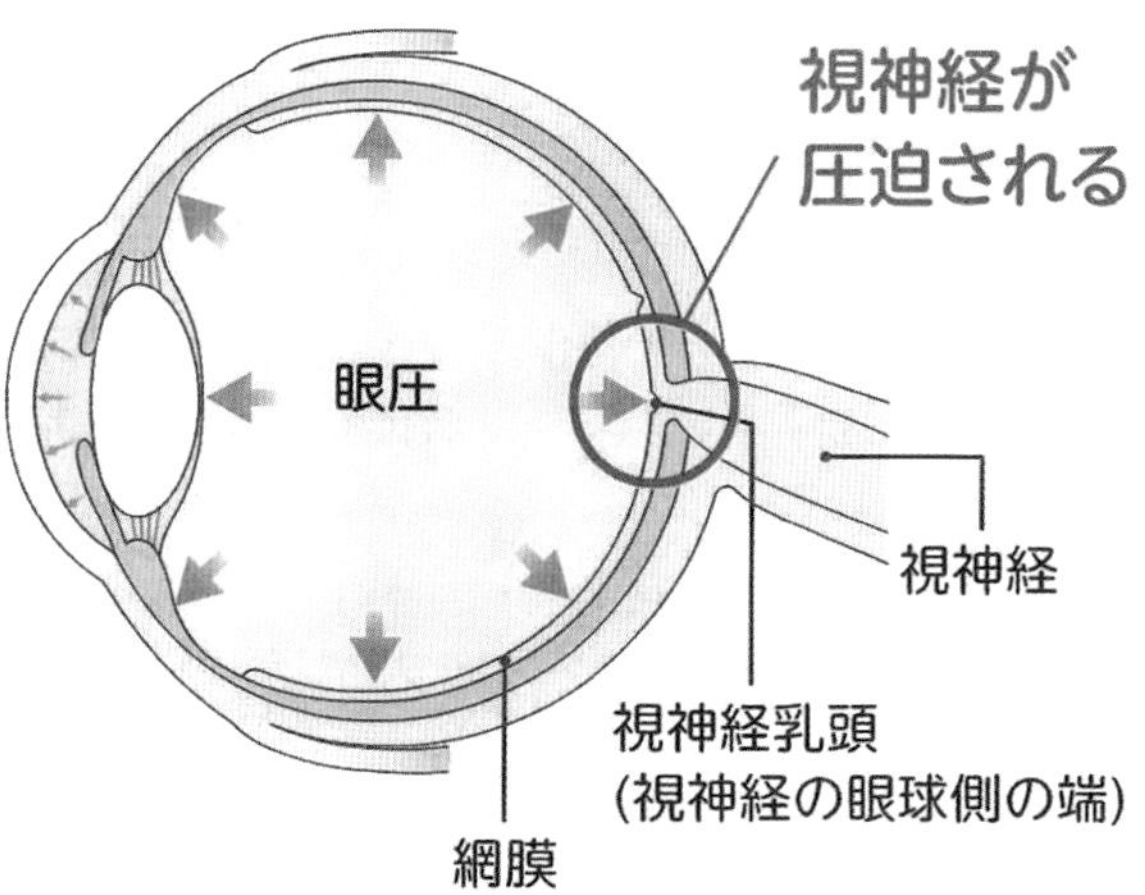

「緑内障」は、初期から中期までには自覚症状が現れにくい眼病の代表格

日常生活で物や文字がはっきりと見え、特に眼には不調を感じていない人でも、深刻な眼病がひそかに進行している場合があります。

緑内障は、このように自覚症状の現われにくい眼病の代表格といえるでしょう。

初期から中期までは自覚症状がほとんどないため、早期発見が非常にむずかしく手遅れになりやすい病気です。

日本緑内障学会が四〇歳以上の約三〇〇〇人を対象に行なった調査では、緑内障であるにもかかわらず、自分が緑内障だと気付いていない人がなんと九〇パーセントにものぼりました。すなわち、多くの方々が緑内障であることに気付かないまま病状を悪化させている事実が浮き彫りになったのです。

緑内障の約七割が自覚症状なく進む「正常眼圧緑内障」

最近の日本緑内障学会の調査でも、四〇歳以上の約六パーセントが緑内障にかかっており、年齢が高くなるにつれて緑内障になる割合も高くなります。全国では約五〇〇万人もの患者さんがいるとみられていますが、眼科で治療を受けている人はその内わずか一〇七万人程（約二一パーセント）に過ぎません。

しかも、緑内障患者全体のうち約七〇パーセント以上もの人が、眼圧が正常範囲内（一〇～二〇㎜Hg）

にある「正常眼圧緑内障」であることが判明し、大きな問題となっています。

つまり大半の緑内障は、知らないうちに徐々に病状が進行し、治療しなければ視神経の障害が進み視覚障害に陥ることも多いのです。

正常眼圧緑内障の原因は、視神経がもともと圧力に弱い人、視神経の血流が不足している人、あるいは加齢や強めの近視、低血圧や高血圧の過剰治療によっても起こりやすく、慢性的な片頭痛や首肩の凝り、冷え性などの体質の方や緑内障の家族歴のある方も緑内障になりやすいことが知られています。

● 眼圧と視神経障害の関係

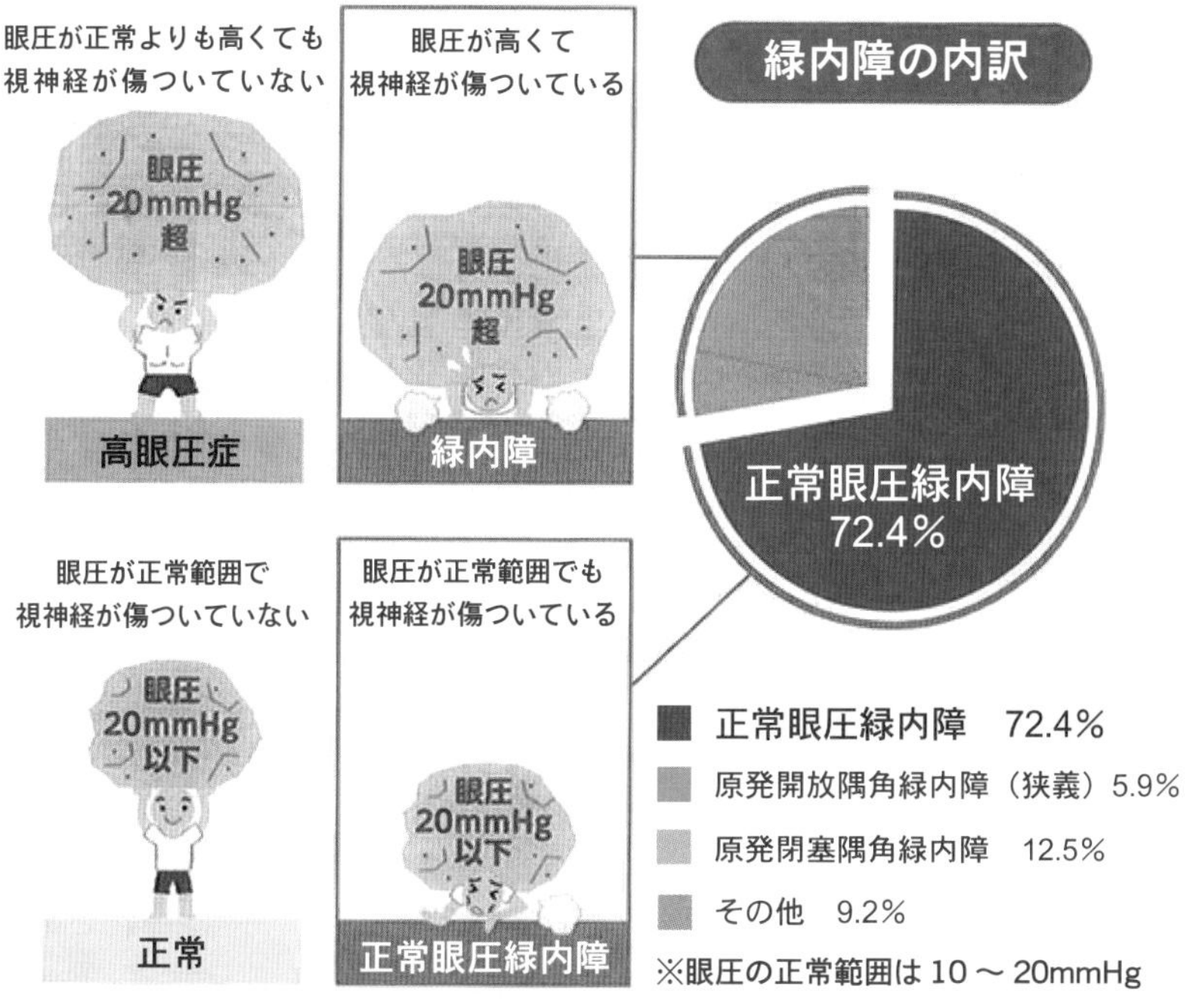

出典 :Iwase A et al.: Ophthalmology, 111（9）,1641（2004）および
Yamamoto T et al.: Ophthalmology,112（10）,1661（2005）より改変

四〇歳以上はだれもが緑内障予備軍

このように正常眼圧緑内障の場合でも、疲れ眼や眼精疲労、肩こり、頭痛などの初期症状が少なからず現れます。初期から中期にかけては、眼がかすむ、昼間でも視野が暗い、両眼で見え方が違う、文字を読み飛ばしやすいといった視覚異常が起きるので、これらのサインを見逃さないように気をつけましょう。

さらに、緑内障を発見するためのセルフチェックとして「視野チェックシート」（アムスラーカード）を活用するのもよい方法です。少しでも大事にいたる前に、生活習慣の改善や自己

緑内障セルフチェックシート（アムスラーチャート）の見え方

緑内障（特に中心視野が欠けた場合）や、緑内障を疑われる場合はシートの見え方に特徴があります。

緑内障が疑われる場合のシートの見え方の一例

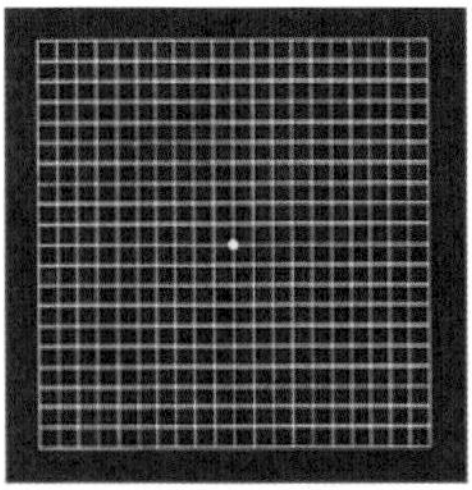

巻末に実寸を添付

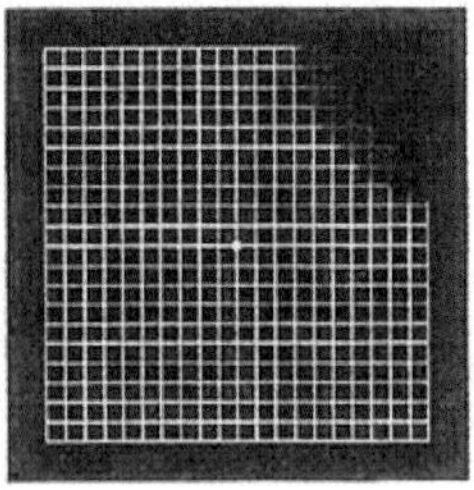

左目

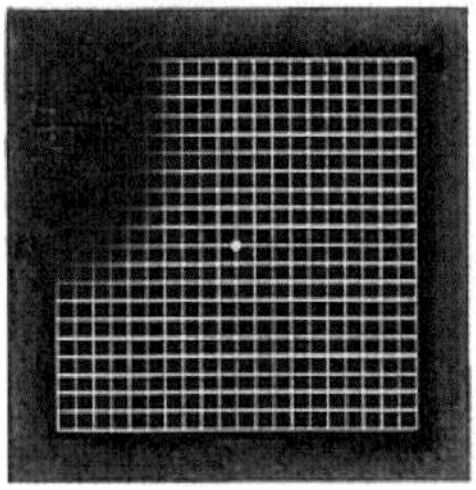

右目

緑内障セルフチェックシート

・この図を、目から 40 センチメートル離した状態で、片目ずつ眺めて下さい。（メガネやコンタクトは着けたまま）（巻末に添付）

・目線を中央の白マルに固定したまま、周囲のマス目がどのように見えるかチェックします。

点検で早めの早期発見と治療を心がけましょう。

正常眼圧緑内障を含めた緑内障の患者さんでは、眼圧を下降させ正しくコントロールすることにより、視野障害の進行が抑えられることが明らかになっています。

一方、眼圧を適正にコントロールしなかった場合には、視野障害が早く進行することも知られています。

このため緑内障の治療の目的は、眼圧を下げて現在の視野と視力を保つことです。

眼圧を下げるには、一般的にまず点眼薬による治療を行ないます。点眼薬を増やしたり、配合点眼薬に切り替えても目標眼圧まで下がらない場合には、レーザー治療や手術などの治療を追加して眼圧を下げる治療も行なわれます。

そして、もし緑内障と診断されたら最も大切なことは、眼科医の下での点眼薬などの治療を受け続けることと、生活習慣を見直し正しいセルフケアの実践を心掛けることが最も重要な二点です。

緑内障の進行を防ぐことができる人と悪化してしまう人との大半の違いは、この重要な二点を続けられるかどうかにかかっていると言っても過言ではありません。

頭重や肩凝りも前兆の「閉塞隅角緑内障」

一方、緑内障患者さん全体のうち約一二パーセントを占める「閉塞隅角緑内障」（体質的に眼内の水の排水口が狭い型）は、五〇歳以降の遠視の人に多く見られ、加齢とともに心労やストレスなどを契機に、突然「急性緑内障発作」を起こして眼圧が急上昇し、短期間で視覚障害に陥る場合もあります。このため、発見が早ければ、レーザー虹彩光凝固（ＬＩ）治療により失明防止が可能です。しかし、放置すると、眼のかすみや痛みなどに加え、頭痛や肩こり、嘔気などの全身症状も合併するため、眼科への受診が遅れて緑内障の治療が手遅れとなる場合も多いのです。

このように緑内障の治療法も、最近では新しい有効な目薬が次々に開発され、さらに、新しいレーザーによる治療や手術治療も進歩を遂げ、多くの方々の視覚障害を防止できるようになりました。

しかし、このような最新医療の恩恵に授かるためには、何と言っても早期発見・早期治療が最も大切です。

しかしながら残念なことに、特にご年配の方の中には、自分自身で緑内障とは気付かずに白内障や老眼などと決め付けて、かなり眼が見えなくなるまでずっと我慢し、手遅れの状態となってからようやく眼科を訪れる例がまだ非常に多いのが現実なのです。

手遅れにならないために、眼の疲れやかすみを感じるようになったら、メガネを作り直す前に、早めに眼科専門医を受診されることをお勧めします。

②緑内障治療の最新のトピックス

緑内障になりやすい人の特徴は？

緑内障にかかっている人は、潜在患者さんを含めると約五〇〇万人にも達すると推測されていますが、眼科で治療を受けている人はその内わずか一〇七万人程（二一・四パーセント）に過ぎません。実は最近、緑内障になりやすい人の特徴（危険因子）がわかってきました。従来いわれてきたのは、四〇歳以上の人で男女比で比較すると女性に多いこと、家族に緑内障の患者がいる人（緑内障の家族歴が有る）、さらに近視（特に強めの近視）の人、また強めの遠視の人、そして頭痛持ちで首肩こりのある人などの特徴が挙げられます。以上の特徴に加えて、国立長寿医療研究センターなどの研究では、冷え性や痩せすぎ

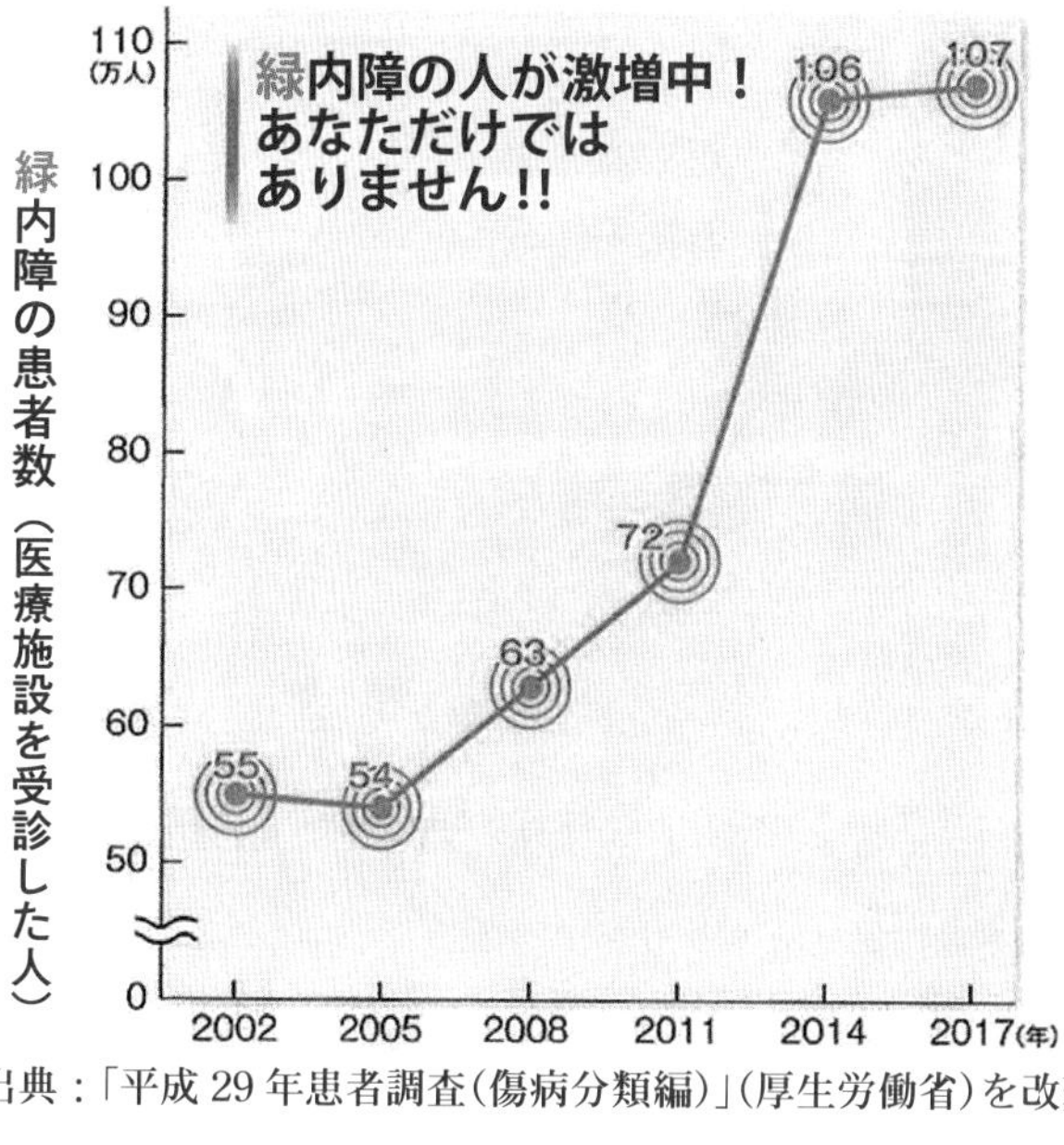

出典：「平成29年患者調査（傷病分類編）」（厚生労働省）を改変

の人、逆に肥満（メタボリック症候群）や糖尿病の人が緑内障のリスクになるという結果も公表されています。実際の臨床でも、このように緑内障になりやすい体質があることが分かってきています。

緑内障になりやすい人の特徴（危険因子）

・四〇歳以上の人（男女比で比較すると女性に多い）
・近視（特に強めの近視）の人、強めの遠視の人
・家族に緑内障の患者がいる人（緑内障の家族歴が有る）
・頭痛や偏頭痛持ち、首肩凝りのある人
・冷え性や痩せすぎの人
・肥満傾向（メタボリック症候群）の人
・糖尿病の人

緑内障が怖いのは、気付かないうちに徐々に病状が進行し、末期になってから視力まで損なわれるため、緑内障は今や日本で中途失明原因の第一位となっており、治療の先送りや中断は禁物です。

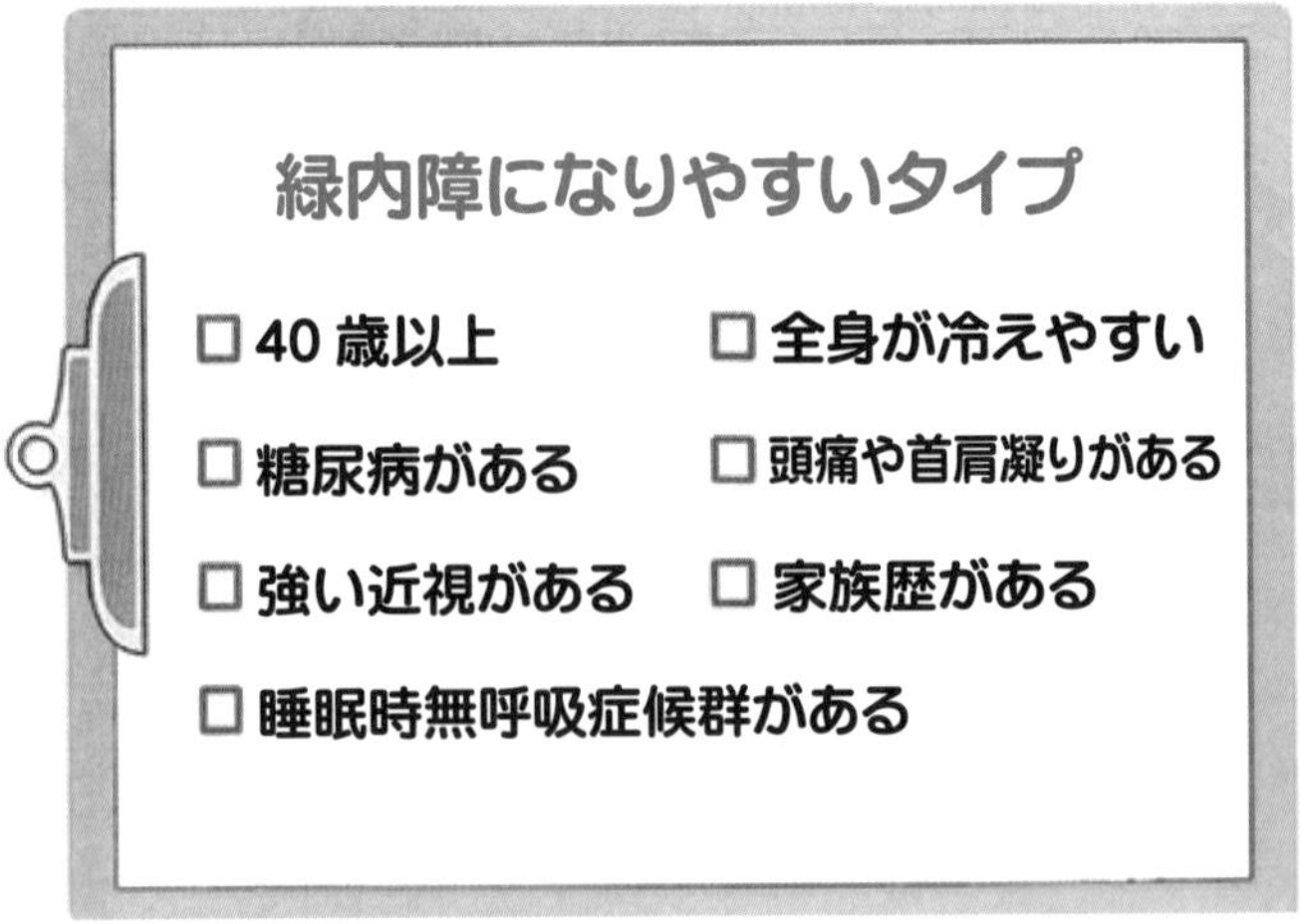
緑内障になりやすいタイプ
□ 40 歳以上
□ 全身が冷えやすい
□ 糖尿病がある
□ 頭痛や首肩凝りがある
□ 強い近視がある
□ 家族歴がある
□ 睡眠時無呼吸症候群がある

もし、あなたが緑内障と診断されたら、最も大切なことは眼科で治療を受け続けることです。とにかく、放置や先送りにはせず、できるだけ早く眼科専門医を受診して進行を食い止め、さらに中断することなく治療を継続して緑内障の悪化を防ぐことが最も大切なのです。

もう一つ大事なことがあります。それは、日常生活や食生活などの生活習慣を見直して、セルフケアを実践し継続することです。緑内障を悪化させないポイントは、以上の大事なこの二点を継続できるかどうかにあるのです。

フラマー症候群の人は緑内障になりやすい！（冷えと緑内障の関係）

体の冷えが緑内障の発症や進行に悪影響を及ぼしていることが分かってきています。一例として、冬に緑内障が悪化するのは、寒さや冷

中途失明原因の第1位は緑内障

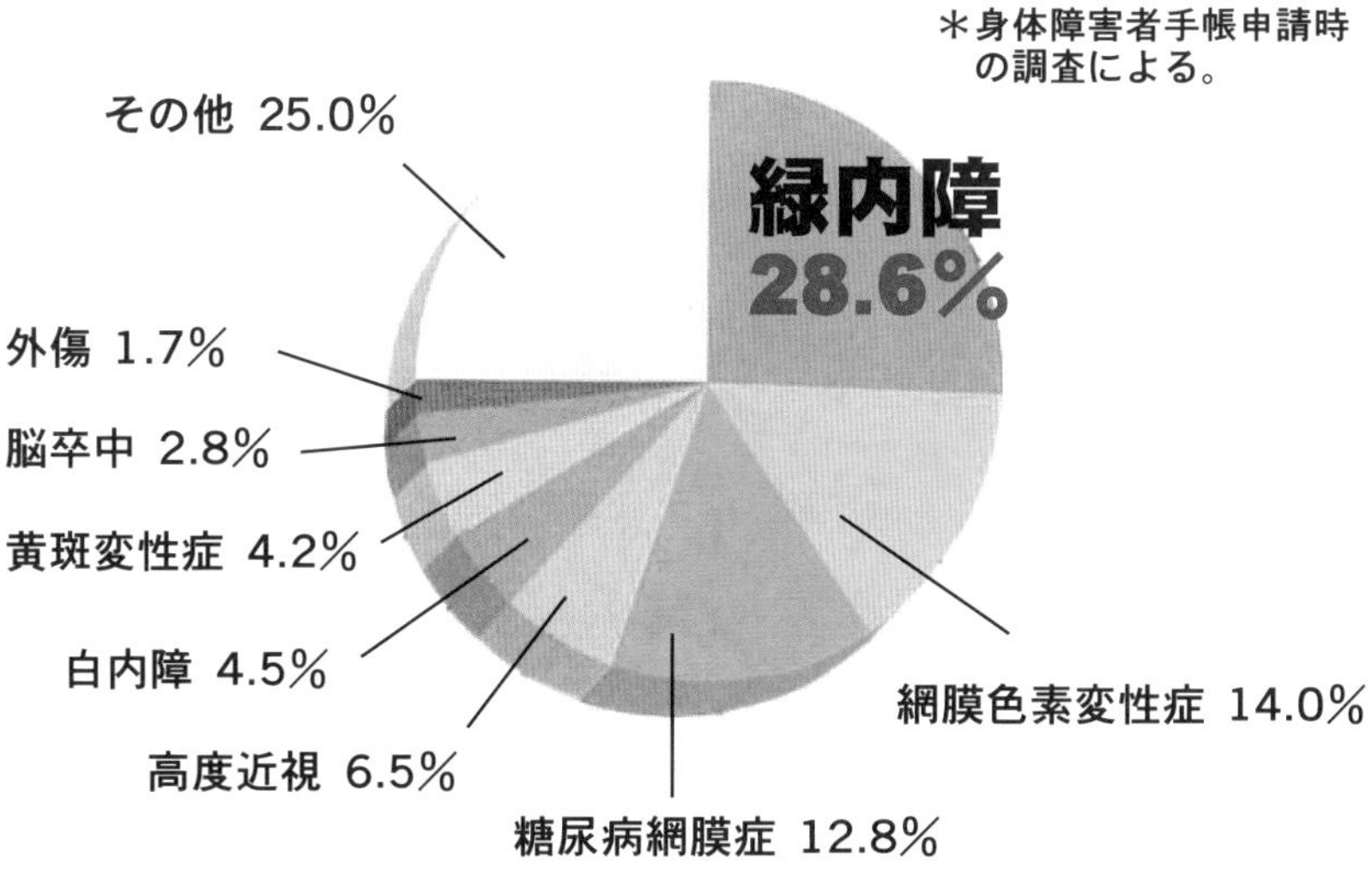

＊身体障害者手帳申請時の調査による。

● **さらに最近の調査では、40 歳以上の 20 人に 1 人が緑内障にかかっているとの結果が出ています。**

えによるストレスが原因で、眼圧が高くなる傾向にあるからなのです。こうして、眼圧が高くなればなるほど、緑内障は進行していきます。

最近、緑内障との関連が注目されているのが「フラマー症候群」という病気です。これは二〇一四年にスイスの緑内障専門医によって報告されたもので、血管の調節機能が悪くなり、全身が冷えてしまう病気です。特に細かい血管の多い目では血流が不足し、視神経に届く酸素や栄養の供給が不安定になって、視神経細胞を傷めるなどの悪影響を受けやすいのです。緑内障以外にも網膜色素変性、網膜動脈閉塞症・静脈閉塞症などといった他の眼の難病になるリスクも高いことが知られています。

フラマー症候群の主な特徴は、手足の冷え（冷え性）、低血圧、やせ型、寝つきが悪い、痛みに敏感、気象の変化に影響されやすい、真面目で几帳面な性格、頭痛やめまい、耳鳴りがする、筋肉が痙攣しやすいなど、緑内障になりやすい人と共通する特徴が見られます。

特に冬場、フラマー症候群をはじめ冷えを強く感じる人は、緑内障のリスクが高くなるので要注意です。このため、寒さや冷えも緑内障の発症や進行に関わる危険因子だと考えて気をつけることが大切です。

生活習慣によっては、緑内障が悪化する！（酸化ストレスと緑内障の関係）

睡眠不足や運動不足、暴飲暴食などの生活習慣によって酸化ストレスの強い人は緑内障が悪化しやすいことが、東北大学大学院医学系研究所の調査で分かっています。

日本人の緑内障の七割以上を占める正常眼圧緑内障は、眼圧コントロールだけをしても進行する人が少なくありません。その原因の一つは、全身の酸化ストレスが眼球から脳に向かう視神経を障害するためであるということです。

酸化ストレスとは、細胞内で発生した活性酸素（老化や病気を招く酸化力の強い悪玉物質）によって遺伝子やたんぱく質が障害される、人体にとってさまざまな有害作用のことです。活性酸素は、加齢、紫外線、喫煙、睡眠不足、運動不足、暴飲暴食、ストレス、食品添加物によって産生されます。このため、活性酸素を消去する体内の抗酸化力が弱いと、細胞や血管が酸化によって傷害されます。東北大学が行なった研究で、緑内障の進行と酸化ストレスには高い相関が見られ、酸化ストレスが高い（抗酸化力が弱い）と緑内障になりやすく、進みやすいことが分かっています。

酸化ストレスが起こりやすい生活習慣の危険要因

①睡眠不足
②運動不足（特に有酸素運動不足）
③暴飲暴食
④喫煙（受動喫煙も含む）
⑤有害光（紫外線、ブルーライト）

カロリー制限で緑内障の進行が抑えられる！（食事と緑内障の関係）

東京都医学総合研究所は、「カロリー制限によって視神経の障害を抑え、緑内障の進行を食い止めることが可能である」という画期的な研究論文を二〇一六年に英国の権威ある科学雑誌に発表しました。

このような研究から、正常眼圧緑内障の人は暴飲暴食を控えるとともにカロリーを適度に制限する食生活習慣により、神経栄養因子などが体内に発現して視神経を保護し、緑内障の進行が抑えられることが判明しました。

ただし、過剰なカロリー制限によるやせすぎは、逆に緑内障のリスクを高めるので、腹六〜七割弱程度に抑えることが大切です。江戸時代の学者・貝原益軒は自著「養生訓」の中で腹八分を説きましたが、今は栄養バランスを保った上で、「腹六〜七分に医者いらず」ということが、眼病において緑内障でも証明されたわけです。

睡眠時無呼吸の人は通常の一〇倍も緑内障になり易い！（イビキと緑内障の関係）

北海道大学の眼科では、睡眠時無呼吸症候群の人が高い頻度で緑内障を発症しやすくなるという研究論文を二〇一六年に米国の権威ある眼科専門誌に発表しました。

睡眠時無呼吸症候群は、大きなイビキとともに睡眠中に呼吸が停止する疾患です。このため、心筋梗塞などの虚血性心疾患による突然死を発症するリスクが高いことでも知られていますが、以前から緑内障の発症にも強い関係があるとされ、その理由は呼吸停止時に眼圧が高まるからであると考えられていました。

ところが、実際には呼吸停止による低酸素状態に原因があることが判明したのです。睡眠時に無呼吸になると眼内が酸素不足に陥り、視神経が治せないほどのダメージを受けるため、緑内障になるリスクが何と一〇倍にも高まることが明らかになったのです。

緑内障における点眼薬の重要性

緑内障の治療の基本は眼圧を下げることです。近年、眼圧を下げる良い点眼薬の種類や配合剤も新しく増えてきています。実際に、点眼薬などでの治療で眼圧が下がると、約六割ほどの人は緑内障の進行が抑えられます。

ところが、眼圧が下がっても進行がなかなか抑えられない症例が、残りの四割も存在するのです。その原因を検証した東北大学大学院研究科の眼科チームの報告によると、眼科で点眼薬をもらっても、普段あまり点眼薬を使っていない（アドヒアランス＝服薬遵守《じゅんしゅ》が低い）という人も比較的多かったことが判明しました。

理由として、緑内障はなかなか自覚症状が現れない病気なので、油断して点眼を怠ってしまうのです。そして、検査の前日だけは、点眼薬をさすので診察時だけは眼圧が下がりますが、普段は点眼をささないので眼圧が高いままの状態が続いてしまうことになります。これでは徐々に視神経が損傷し、やがて視野も欠損が広がってゆきます。でもその時になって慌てても遅いのです。

ですから、緑内障の治療が始まったら、眼圧を上げないように点眼薬をさし続けることが、とても大事だという意識を持っていただきたいのです。日本人には眼圧が必ずしも高くない正常眼圧緑内障の人が約七割と非常に多いのですが、その場合もやはり眼圧をより低く下げることが有効であることが証明されているからです。

緑内障を進行させるその他の要因

東北大学の眼科チームの研究で、眼圧以外にも緑内障を進行させる可能性を持つ要因が複数あることがわかってきました。その主なものを挙げてみましょう。

①眼内の血流不全（眼内の血流循環の障害）

緑内障の人の眼では、まず網膜（眼の奥にあるカメラのフィルムに相当）の毛細血管が弱くなります。眼内の血流が悪くなると、視神経に栄養や酸素が届きにくく、視神経が弱って傷ついていきます。

この病態は、緑内障の視野に異常がない段階の「前視野緑内障」というごく初期の緑内障の時期からすでに眼内の血流不全が確認できます。

②酸化ストレス

前述のように、酸化ストレスとは活性酸素によって引き起こされる、生体へのさまざまな有害作用のことです。活性酸素は、加齢、睡眠不足、運動不足、暴飲暴食、有害光（紫外線やブルーライト）、喫煙、心身のストレス、食品添加物などによって産生されます。それに対抗する抗酸化力が弱いと、細胞や血管などが酸化によって傷つきます。

このため、東北大学眼科の研究でも、酸化ストレスが高い（抗酸化力が弱い）と、緑内障になりやすいことがわかっています。

③近視（特に強めの近視）

近視、特に強めの近視では眼球（眼軸）が横に長くなり、眼球の体積も大きくなります。すると網膜が伸び広がり圧迫されて薄くなる上に、さらに網膜上の血管や視神経が引き伸ばされます。そのため、網膜の血流が悪くなり、視神経ももろくなって障害されやすくなります。

④その他の危険要因

このほかにも、加齢、慢性炎症（自己免疫疾患）や前述したように低血圧、高血圧の過剰治療による低血圧、血管収縮（フラマー症候群）、偏頭痛、虚血性の心臓の病気、貧血、慢性閉塞性肺疾患、睡眠時無呼吸症候群など、さまざまな要因が、緑内障の発症と進行のリスクを高めます。

適度の有酸素運動やフィトケミカルの豊富な緑黄色野菜と果物の摂取がおすすめ！

緑内障の進行を食い止めるには、点眼薬で眼圧を下降させ変動を抑えるとともに、血流を改善したり酸化ストレスを抑制したりする適度の有酸素運動や適切な食事などの生活習慣を続けることがとても大事です。そのためには、少し汗ばむくらいの有酸素運動や、抗酸化作用の強いポリフェノールなどのフィトケミカルが豊富に含まれている緑黄色野菜や果物などを意識して摂取するようにしましょう。

また、強めの近視や家族に緑内障の人がいる場合など、既に述べたような緑内障を発病しやすい危険因子がいくつかあります。そういうリスクを持つ人でも、早いうちから全身の血流改善や酸化ストレスの抑制に気をつけて、眼圧を上げない生活習慣を心がければ、予防・進行抑制は可能です。ぜひ今日からできることを始めて続けてください。

③緑内障を予防し、進行を防ぐ生活術とは？

睡眠時の「夜間高眼圧」上昇を抑えることが大事！

日本人の緑内障の七割以上を占める正常眼圧緑内障においても眼圧を下げることで進行が抑えられるので眼圧を下げる治療は非常に大事です。では、どのような時に眼圧の上昇が起こりやすいのでしょうか。

実は、安静にしているはずの睡眠時に、眼圧が上がりやすいことが分かってきました。睡眠時の眼圧上昇には、寝ている時の体の姿勢が関係しています。特に頭の位置ですが、頭部が下がっているほど眼圧は上がるのです。

私たちは眠る時には体を横たえます。起きている時よりも頭の位置が下がるため、眼圧は高くなると考えられます。日中、眼科を受診している時には眼圧が下がっていても、就寝時には気付かないうちにこのような「夜間高眼圧」となって知らない間に緑内障が悪化して病気を進行させてしまう場合もありうるのです。ですから、就寝時の眼圧コントロールが重要となってきます。

上半身を少し挙上して就寝する

睡眠時の体位（姿勢）と眼圧の関係についての米国での研究報告では、就寝中の眼圧上昇を防ぐために、頭（上半身）を挙上して就寝することが推奨されています。

米国で行なわれた研究によると、睡眠時の眼圧を下げるには、上半身を挙上して眠れば良いという報告があります。

事実、米国の研究では頭部を含む上半身を三〇度持ち上げて寝ることで、緑内障の人の九四パーセントの眼圧が下がったというのです。しかも、約三五パーセントの人は眼圧が二割も下がったことが報告されています。このように就寝時に上半身を少し高くして寝るだけで、この夜間高眼圧を防ぐことが期待できるのです。

それでは、どのようにして「上半身を少し高く」して眠ればよいのでしょうか。ただ枕を高くすればいいというものではありません。枕を重ねて頭だけを高くするのではなく、リクライニングベッドや医療用の傾斜マットなどにより、上半身全体を斜め二〇～三〇度に起こします。このようにして寝ると、夜間高眼圧の防止に非常に有効なのです。

また患者さんによっては、上半身をゆるやかに傾斜させるだけでも夜間の眼圧下降に有効です。リクライニングベッドや医療用の傾斜マットがなくとも、枕や毛布、座布団などで代用して今夜からすぐにでも実行できます。ご自身の体質に合わせて二〇度でも無理なら一五度でも良いので、出来る範囲の角度と方法で上半身を挙上した就寝を工夫し、習慣化して続けてください。

傾斜睡眠は、「睡眠時無呼吸症候群」と緑内障の予防にもなる

上半身を斜めに起こして寝るこの傾斜睡眠の方法は、「イビキ」の抑制にも効果があります。

北海道大学眼科の研究により、睡眠時に呼吸が一時的に止まる「睡眠時無呼吸症候群」が「緑内障」にも悪影響を与えていることが分かりました。睡眠時無呼吸症候群は、イビキと呼吸停止を繰り返しますが、呼吸が止まって血液内の酸素濃度が低下すると、眼への血流も悪くなり眼圧を上げる要因にもなります。つまり、無呼吸時の酸素不足が眼圧の上昇を招き緑内障の発症を引き起こすというのです。

事実、睡眠時無呼吸症候群の人は、心筋梗塞などによる突然死のリスクが高いだけでなく、緑内障の発症リスクが一〇倍も高く、症状も進行しやすいことが知られています。あおむけに寝ると、口が開いて舌根がのどへと落ち込み、気道が狭くなり呼吸がしにくくなってイビキをかき易くなるのです。

傾斜睡眠法で
夜間高眼圧が下がる

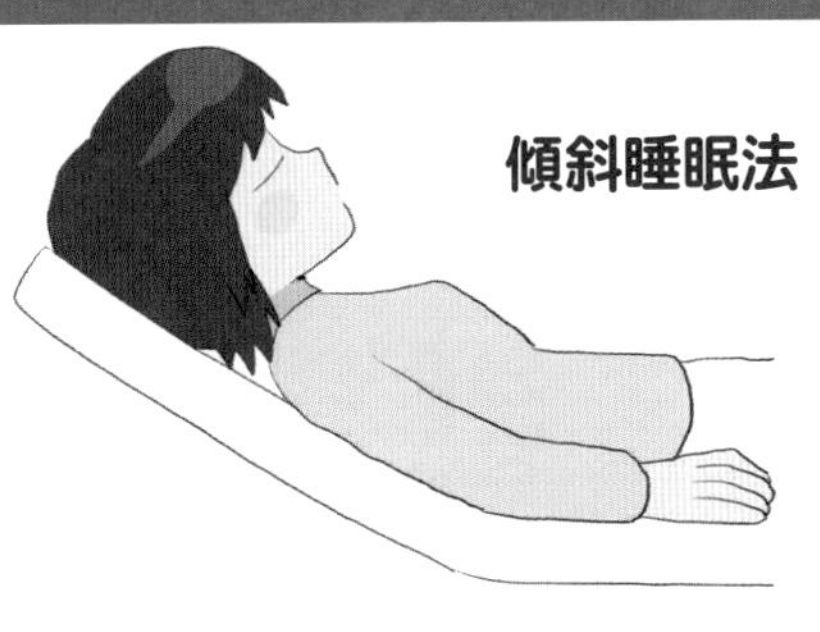

この時、上半身が斜めに持ち上げられていると、後頭部が後ろに倒れず口が開きにくいので、イビキも抑えられて呼吸が苦しくなることもありません。ですから、上半身を斜めに少し起こして寝る方法は、睡眠時無呼吸症候群の防止にもつながるだけでなく、緑内障の発症と進行のリスクも抑えられると考えられるのです。

また、横向きに寝るとイビキが抑制されるといわれますが、眼圧については上側の眼よりも下側の眼の眼圧が高くなることがわかっています。実際、正常眼圧緑内障の睡眠時の姿勢の調査でも、習慣的に横向きで寝る人の約七割が、下側にしている眼の方が視野障害が重いことが判明しました。したがって、いつも下向きになる眼の方が緑内障の視野障害が進みやすいということが考えられるわけです。

ですから、眼科専門医として緑内障の進行を抑えるという観点からも横向きで長時間寝る習慣はおすすめできません。また、同じ理由で夜間高眼圧を招く「うつぶせ寝」の習慣も止めた方が良いでしょう。

眼と首に負担をかけない生活習慣のすすめ

うつむき姿勢を続けることで眼圧が上昇します。

眼の健康にとって、もちろん体全体の健康にとっても、首は重要な役割を担っています。平均一〇キログラム以上の重い首を、七つの骨がゆるいS字カーブを描くようにして支えています。

背筋をまっすぐに伸ばして胸を張り、頭を上方に二〇度ほど上げた姿勢が、頸椎のS字カーブを保つために最適のスタイルです。しかし、現代社会においては、仕事や家事、スマートフォンやパソコン、勉強などの場面で、大半の人が悪い姿勢を長時間取り続けています。

このような首を痛める姿勢の中でも最も悪いのが、頭を下に向けるうつむき姿勢を持続させることです。仕事や勉強、スマートフォンやパソコンなどで背中が丸まって前かがみの姿勢になりがちですが、たとえ背筋を伸ばしてみても頭だけはどうしてもうつむいてしまいます。そうなると、頸椎のＳ字カーブがなくなって伸び、首に大きな負担をかけることになります。

首には、頭部へと血液を送る動脈が通っています。うつむく角度が大きくなるほど、動脈にかかる圧迫は大きくなり、血流も大幅に低下してしまいます。首を三〇度傾けただけでも、血流は通常の半分以下になるということが知られています。

日常生活でも、スマートフォンやパソコン画面を長時間見つづけたり、デスクワークや洋裁、編み物などでうつむき姿勢を続けたりすることで、血流も悪化して眼内の房水の排出が滞り眼圧が上昇する原因になります。

首に負担のかからない
理想の姿勢

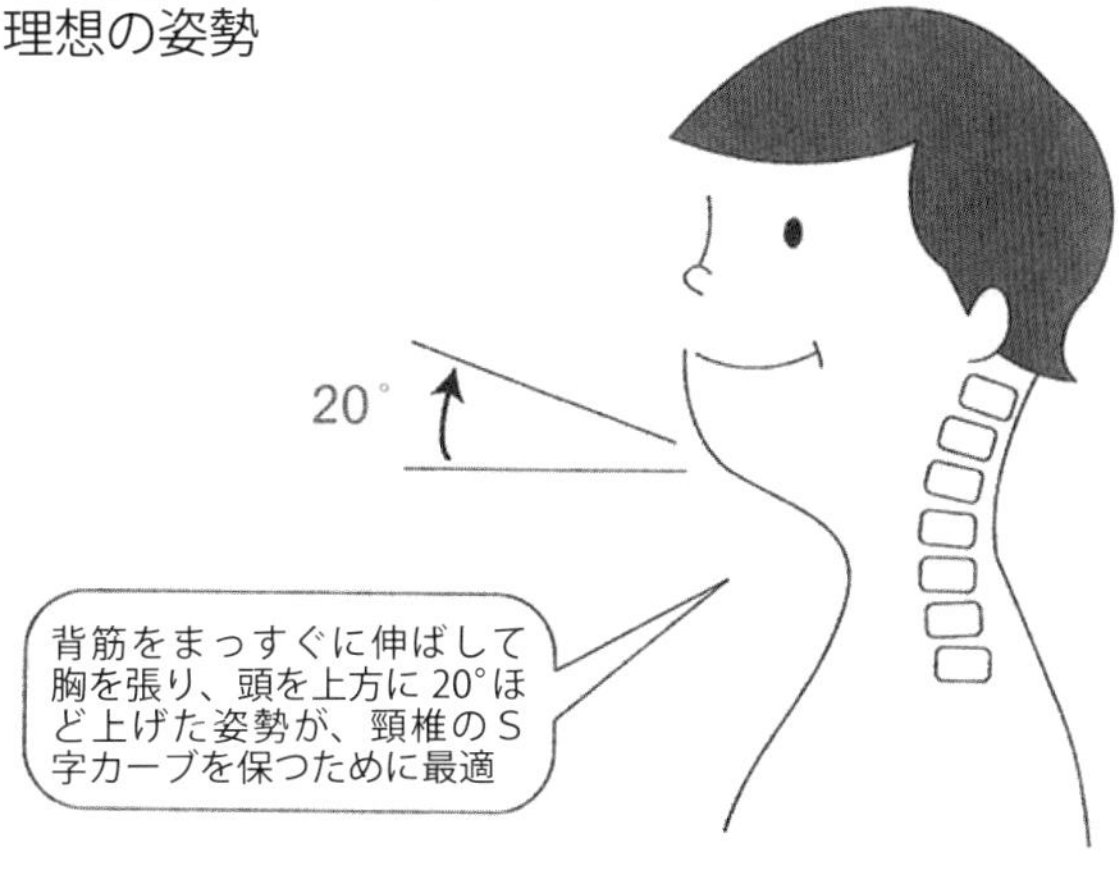
20°
背筋をまっすぐに伸ばして胸を張り、頭を上方に20°ほど上げた姿勢が、頸椎のＳ字カーブを保つために最適

できるだけ長時間うつむいた姿勢を取り続けないで、少なくとも一〇分に一回は頭を上げ、首を回した

り背伸びをしたりして、首の血流を回復させましょう。

約四〇℃の「温冷タオルパック」で血流アップ

眼の血流を改善する方法として「温冷タオルパック」を当院（むらかみ眼科クリニック）でも推奨し、緑内障をはじめ多くの患者さんにご好評を頂いています。

「温冷タオルパック」とは、湯に浸して絞ったタオルと冷水に浸して絞ったタオルを交互にまぶたに当てて、血流改善を図る方法です。いったん温かいタオルで温めた眼の周囲を、心地よい程度の冷たいタオルで冷やすことで、眼の周囲の血管を拡張・収縮させます。その結果、眼の周囲の血流を大幅にアップさせるのです。

このようにして眼の周囲の血流が促されることで、新鮮な酸素や栄養が眼の中に送り込まれ、緑内障に最も関わりのある視神経が保護されることにより、緑内障の予防や進行を抑えることが大いに期待されるわけです。

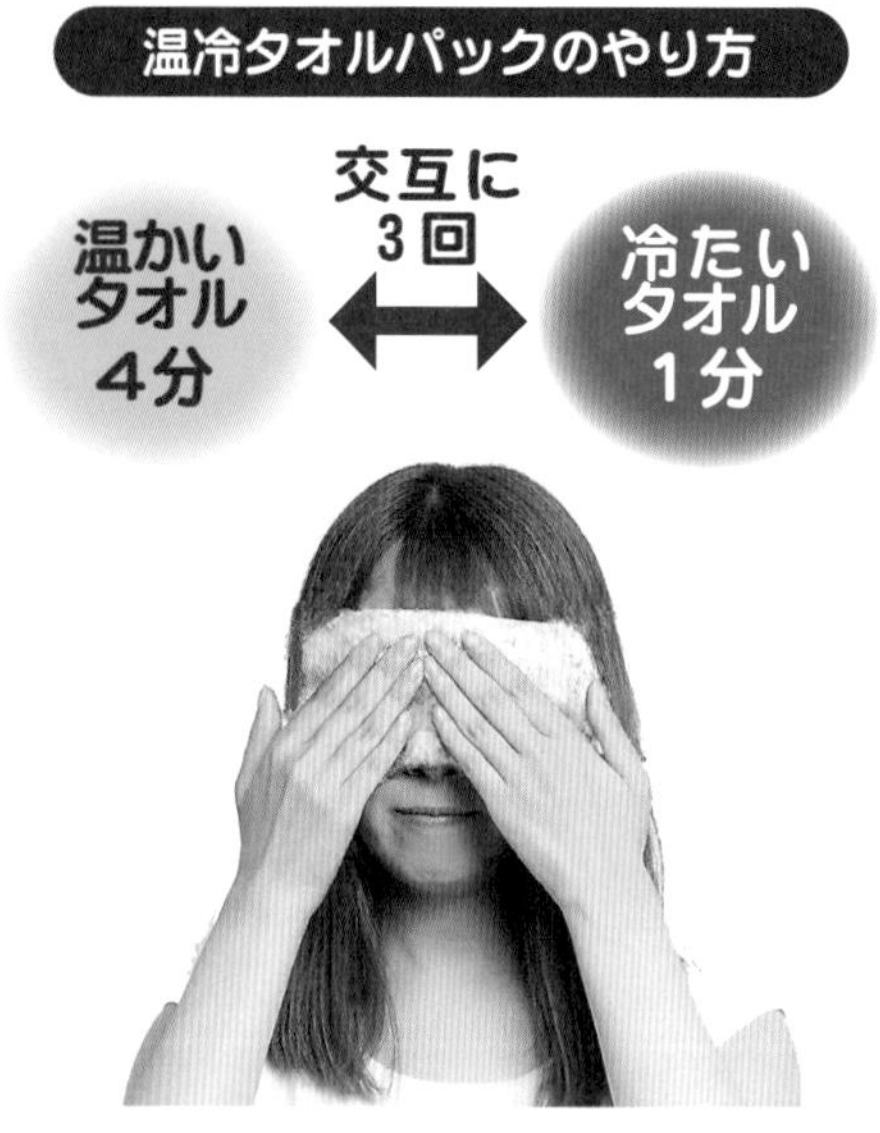
温冷タオルパックのやり方
交互に
3回
温かい
タオル
4分
冷たい
タオル
1分
温冷タオルパックを当てながら、視線を上下左右ななめに動かして、目の筋肉の凝りもほぐしましょう。

温かいタオルパックは、約四〇～四四℃程度のお湯で温めるか、湿らせたタオルを電子レンジで五〇〇Wなら三〇秒間加熱すればよいでしょう。これを、顔の上半分の大きさに畳んでまぶたの上に約四分間当てるようにしますが、高温によるやけどには特にご注意ください。

また、冷パックは冷水でタオルを湿らせて冷蔵庫で冷やしておけば出来上がります。ただし、長時間の冷やし過ぎは禁物です。これをまぶたの上に約一分間当てるようにしますが、この場合も冷やしすぎには注意しましょう。

この要領で血流アップ温冷タオルパックを温パックを四分、冷パックを一分ずつ交互に閉じた瞼の上に乗せて各三回繰り返すことで、眼の血流の著明な改善が期待できます。特に、入浴時など四〇℃のぬるめのお湯に浸かりながらこの温冷タオルパックを習慣づけることは最適で、一日に最低一回、できれば三回ほど行なうと顕著な眼の血流改善効果が得られ、緑内障の予防と進行抑制に有用です。

「ガムかみ」で手軽にできる眼圧下降法

緑内障の治療で最も大切なのは眼圧を下げることです。眼圧下降のための治療の基本は点眼薬を継続使用することですが、それに並行して生活習慣におけるセルフケアが有用です。日常、それも簡単にできるセルフケアの一つとして、ガムをかむという方法があります。

北里大学医学部の研究で、一分間に八〇回のペースで二〇分間ガムをかんでもらう実験を行なったところ、ガムをかんでもらう前の平均眼圧が一四・八㎜Hgだったのに対して、ガムをかんだ直後は一三・八㎜Hgに下がり、二〇分後にも一三・五㎜Hgと効果が持続したと報告されています。平均眼圧でも一㎜Hg低下したのみならず、検査した七五パーセントもの眼で眼圧が低下し、中には一五パーセントも眼圧が低下したケースもあったのです。

一般的に、眼圧が上がる原因として、自律神経が乱れ交感神経の緊張が続くことで目の周りの血流が悪化し、房水の流れが滞ることが知られています。しかし、ガムをかむことでリラックス効果が生まれ、自律神経の乱れが改善されて眼と体の血流がスムーズになり、眼圧が低下したと推察され、事実、北里大学での別の実験でも、一〇分間ガムをかんでもらったところ、かむ前よりも眼の血流量が七〇パーセントもアップしていたという結果が出ているのです。

眼と体の健康を考えたら、まずは呼吸法

緑内障の進行を抑えるために、ガムかみと同様に自律神経を整えて血流をよくするために手軽にできる生活習慣が呼吸法です。当たり前のようで、実は正しく呼吸ができていない人が意外に多いのです。

ヨガや筋肉トレーニング、ヴォイストレーニングなど、呼吸法にはいとまがありませんが、ここでは眼と体の健康を意識した有用な呼吸法をご紹介します。

アニメ映画に学ぶ、眼と体のための「長生き口すぼめ呼吸法」

近ごろ「腸内フローラ（善玉菌）が私たちの免疫にも大きく関わっている」と盛んに腸内環境による健康が注目されるようになってきました。実際、腸は「第二の脳」といわれるほど重要な臓器で、免疫細胞の七割が腸に集まっています。そして、脳と腸とは非常に密接な相関関係があり、「腸脳相関」と言われるほどに非常に重要視され、発生学的にも脳の一部である眼も腸と密接に関わっています。そして、その腸の活性をコントロールしているのが「腸内フローラ」です。

体に必要な栄養のほとんどは腸で吸収されますが、それが血液とともに全身に運ばれていきます。腸の働きが悪いと腸内フローラのバランスが乱れて眼と体の血流や免疫力も低下してしまいます。腸の蠕動運動を改善するには、自律神経のバランスをよくすることが大事です。そして、この自律神経の働きに大きく関係しているのが「呼吸」なのです。

自律神経には体を緊張させる交感神経と、体をリラックスさせる副交感神経があります。私たちは呼吸をすることで、交感神経と副交感神経を交互に刺激しています。息を吸えば交感神経が刺激され、吐けば副交感神経が刺激されます。日ごろのストレスで交感神経が優位になっている場合は、深くゆっくりと口をすぼめながら息を吐いて副交感神経を刺激することで、自律神経のバランスを調整することができるのです。

私たちは一日に二万回も呼吸をしています。しかし、正しい呼吸をしていなければ自律神経のバランスが崩れて血流が悪くなり、眼と体の細胞に十分な酸素や栄養が行き届かなくなり、眼と体のさまざまな臓器の健康に悪影響を及ぼします。

それでは、どのような呼吸が正しい呼吸法なのでしょうか？

大ヒットアニメ『鬼滅の刃』をご覧になったことのある方なら、「全集中の呼吸」という呼吸法が出てくることはご存じでしょう。当院（むらかみ眼科クリニック）では、その「全集中の呼吸」からヒントを得た眼と体の「長生き口すぼめ呼吸法」を提唱しています。

『鬼滅の刃』では、鬼と対峙して技を繰り出す前に「全集中の呼吸」というものを行ないます。その際「体の隅々の細胞まで酸素が行きわたるよう、長い呼吸を意識しろ。体の自然治癒力を高め、精神の安定化と活性化をもたらす」「血の中にたくさん、たくさん空気を取り込んで、血がびっくりした時、骨と筋肉が慌てて熱くなって強くなる」といった台詞が語られます。つまり、正しい呼吸をすることで眼と体の細胞の一つひとつにたっぷりと酸素を含んだ質のよい血液が供給され、免疫力も高まって眼と体の健康を保持するという考え方につながるわけです。

普段、無意識に行なっている呼吸という行為を、意識して行なうことでゆったりとした深い呼吸が可能となります。例えば、ヨガや太極拳などは深い呼吸を意識しながら体をゆっくりと動かしますが、これも息を吐くことに集中してリラックス効果を促す呼吸法です。ゆっくりと深い呼吸をすれば、血液の中に多くの酸素を取り入れることができますし、腸内環境も良くなります。また、交感神経の働きが過剰になると、血管が収縮して高血圧の一因となり、眼内の血流を悪化させ、緑内障にも悪影響をきたします。このように、深い呼吸は副交感神経の働きを高めて、高血圧の改善にもつながるだけでなく、眼の血流改善により緑内障治療にも良い効果をもたらしてくれるわけです。

酸素や栄養を十分に含んだ「質の良い血液」を眼と体の隅々まで行きわたらせるには、深い呼吸、すなわち「長生き口すぼめ呼吸法」を日常の習慣として取り入れ、眼をはじめとする体内の臓器の健康をめざしましょう。

緑内障にも有用な「長生き口すぼめ呼吸法」の実践法

①胸を開きアゴを少し上げて体の力を抜いて、両手を脇腹に当てる。これが基本の姿勢。

②胸を開いたままゆっくりと上体を少し前に倒しながら、両手でお腹をへこませるイメージで、かつ、口をすぼめて頬をふくらませながらゆっくり六秒くらいかけて息を吐く。

③背中を少し反らし気味にしながら、ゆっく

長生き口すぼめ呼吸法

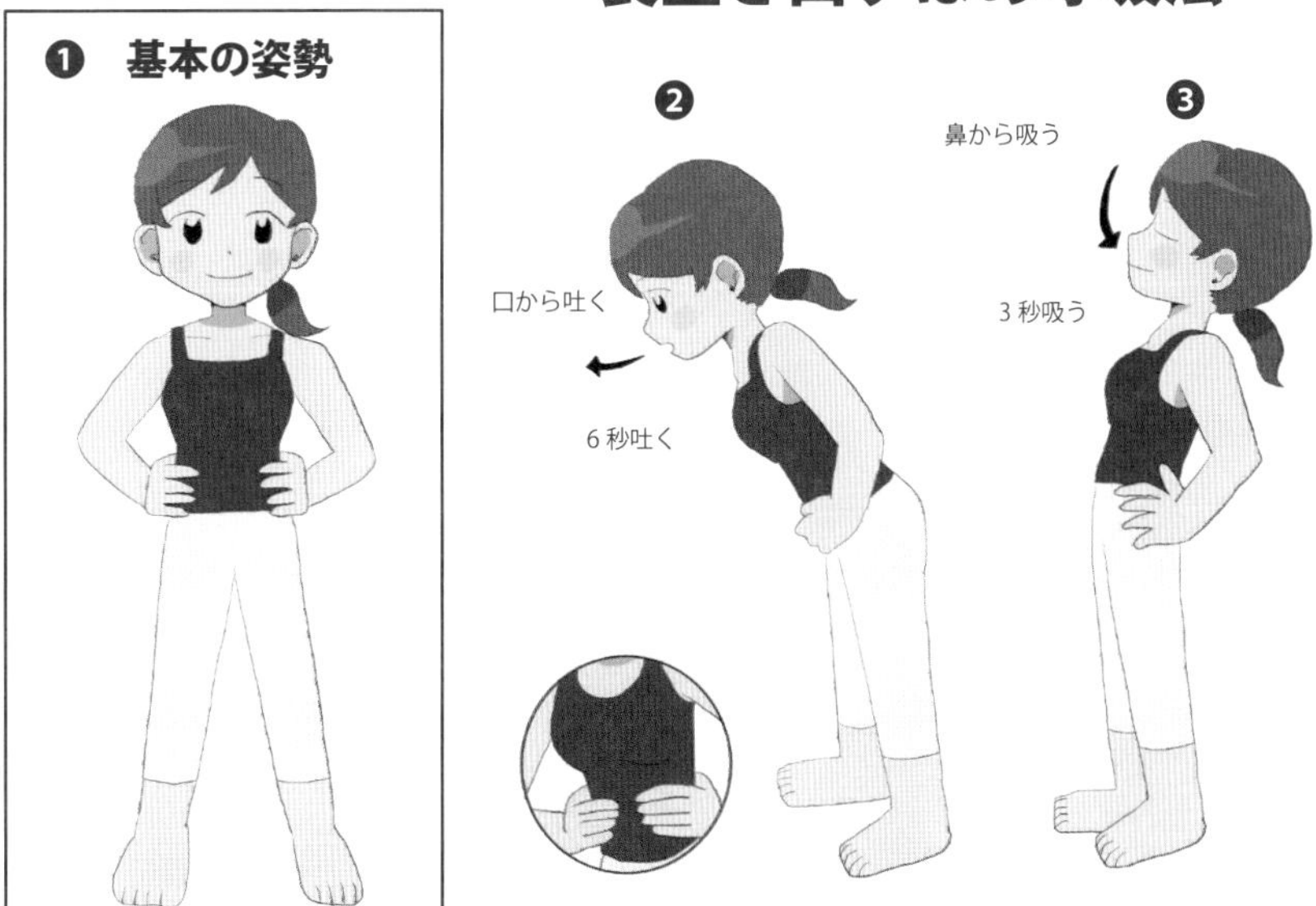
❶ 基本の姿勢
❷
口から吐く
6 秒吐く
❸
鼻から吸う
3 秒吸う

足を肩幅にひらき、胸を開いてアゴを少し上に上げる。首肩の力を抜き楽にして両手は脇腹に当てる。

胸を開いたまま上体を少し前に倒しながら口からゆっくり息を吐く。息を吐き出しながら、両手を使いお腹をへこませるイメージで腸に刺激を与える。

背中を少し反らし気味にしながら鼻からゆっくり息を吸う。腸に刺激を与えていた両手の力をゆるめる。

りと三秒くらいかけて鼻から息を吸う。全細胞に酸素を行きわたらせるイメージ。同時に脇腹の両手の力もゆるめる。

深くゆっくりとした呼吸に加え、脇腹に当てた手でお腹を収縮させることで腸のマッサージ効果も得られます。これは眼と体に良い腹式呼吸による自律神経の安定化にもつながります。

この呼吸では、鼻から吸って口から吐くことが大切です。私たちの気道（副鼻腔）では、一酸化窒素（NO《エヌオー》）が大量につくられています。このNO《エヌオー》は血管を拡張させて、血液が酸素を取り込む量を増やす役割を果たしてくれます。ですから、鼻から空気を吸うことで、NO《エヌオー》も一緒に肺に送り込まれて体内に取り込まれる酸素量を増やし、眼と体への充分な酸素を含んだ血流も良好になり、緑内障の進行抑制にもその優れた有用性が期待できます。さらに抗ウイルス・抗菌の働きなど、鼻から息を吸うことで、多くの相乗効果が得られるのです。

この長生き呼吸法に、ストレッチを組み合わせるという方法もあります。足を肩幅に開いて、両手を脇腹に置く代わりに長めのタオルを両手で持ちます。そしてゆっくり息を吐きながら、両肘は曲げずに両腕を前後あるいは左右にゆっくりと伸ばすように動かしつつ、口すぼめ長生き呼吸法を行なうことでさらに効果が高まります。

毎日気軽にできるこの呼吸法は、高齢者にも向いています。毎回一～二分かけて、毎日一〇回程度以上を実践し続けることで目覚ましい効果が期待できます。

眼の血流を促進させる「白湯《さゆ》デトックス」

自分でできる眼の健康法としてお勧めしたいのが、白湯《さゆ》（ぬるま湯）デトックスです。

私たちの体内には、毎日の食事などにより、いつの間にか水銀などの有害物質が蓄積しています。このような有害物質が網膜に溜まると、それが活性酸素を発生させ、酸化ストレスによる眼の病気を引き起こす心配があります。そこで、適度の量の水分をこまめにとって、体内の有害物質を排出していく必要があるのです。

腎臓の機能に障害のある人でなければ、ミネラルウォーターなどの天然水を、一日に体重一キログラムあたり三〇ミリリットル飲むとよいでしょう。体重が五〇キログラムの人なら、一日一・五リットルが目安です。ただし、冷水は体を冷やすので避けてください。冷蔵庫から出したばかりの冷水ではなく、少しポットのお湯を追加して体温より少し高めの温度に温めた白湯を飲むようにしましょう。

朝起きたら、まずコップ二杯の白湯をゆっくり飲むのを習慣にしてはいかがでしょうか。その後、何回かに分けて一日の分量を白湯にして飲むようにします。

運動をする前にも、二～三杯の白湯を飲んでおくように心がけたいものです。デトックスの面から考えると、無理のない有酸素運動を継続して適度の汗をかくことが眼と体の健康にも非常に重要なので、前もって白湯をとっておく習慣づけも大事なのです。

さらにもう一つ注意したいのは、できれば少量ずつゆっくりと飲むことです。多量の水分を短時間で急激に飲むと（五〇〇ミリリットル以上の水分を三〇分以内で飲みほすなど）、腎臓や肝臓などへの負担がかかってしまうだけではなく、眼圧が上がりやすくなり、緑内障の治療にも悪影響を及ぼすためです。

緑内障を防ぐ生活習慣

緑内障を予防するには、日ごろの生活習慣に気をつけることが大事です。特に守ってほしい四項目を挙げてみました。

①良質の睡眠のための習慣と工夫

昼夜を問わず、スマホやパソコン、テレビなどからのブルーライトの光刺激などで眼を酷使してストレスを与え続けている方が非常に増えています。そのストレスを和らげて、リセットさせるには良質の睡眠が一番です。できるだけ一一時前までには就寝するように心がけたいものです。そして、就寝の一時間前からは、スマホやパソコン、テレビなどからのブルーライトの光刺激は避けるように習慣づけましょう。

また、イビキをかく方は、前述の通りかぶれにくいテープ（専用のテープが市販されています）を口にタテに貼って鼻呼吸を促して口呼吸を防ぐと共に上半身を挙上して就寝する傾斜睡眠をお勧めしています。

良質の睡眠は、緑内障のほかにも白内障や加齢黄斑変性、糖尿病網膜症などの治療にもプラスの効果をもたらすことが知られています。

②眼の血流の改善のための実践

眼の血流をよくして酸素の供給を増やすには、適度な運動、正しい呼吸、温冷タオルパック、白湯を飲むなど、この章で挙げてきたさまざまな眼の健康に良い方法を実践することをお奨めします。

③バランス良く腹七分に抑える

江戸時代の貝原益軒の「養生訓」でも有名な健康長寿の極意として、毎日の食事は栄養のバランスを保った上で腹七～八分目に抑えること。間食や遅い夕食や夜食をしないこと。特に夕食時に食べ過ぎないなどの腹七～八分を心がけましょう。

④腸内環境を整えて「腸能力」を高める

前述した通り、脳と腸には「脳腸相関」といわれる深い関係があります。眼は脳の一部なので、腸内環境を整えて便通を良好にし、腸そのものの能力「腸能力」を日々高めておく努力を続けることも大事です。

④食べて防ぎ抑える！　緑内障に良い栄養と食物

緑内障の進行を食い止める栄養と食物とは？

主な原因物質は酸化ストレスの元凶となる「活性酸素」です。その活性酸素を取り除く働きをするのが抗酸化成分です。若いころは細胞内で十分に抗酸化酵素がつくられていますが、年を重ねるごとにその機能は衰えていきます。そこで、抗酸化成分を多く含む食品を日常的にとり入れることが大事なのです。

このため、第一項では、酸化ストレスを消去して緑内障の予防と進行抑制に有用な抗酸化力の高い栄養と食物について解説していきます。さらに、第二項では、視神経や網膜などの眼の血流を改善して緑内障を予防し進行抑制に役立つための栄養と食物について解説します。さらに、第三項では、眼を守り緑内障を予防し、食後の血糖値の急上昇（高血糖スパイク）による眼の「糖化」を抑えるための生活習慣と栄養や食物について解説していきます。

緑内障の予防と進行抑制に有用な栄養と食物

（Ⅰ）酸化ストレスを消去して緑内障を抑える栄養と食物

日本人に多い正常眼圧緑内障は、治療で眼圧を下げても視野障害が進行する人が少なくありません。そこで、緑内障の研究において、眼圧以外の原因である、加齢、血流、酸化ストレスなどのさまざまな因子の中から酸化ストレスと血流についての研究が特に注目されています。

「酸化ストレス」とは、老化や心身の疲労とストレス、睡眠不足、喫煙、有害光である紫外線やブルーライトなどにより悪玉物質である活性酸素が発生し、それが引き起こす生体に有害な作用のことです。健康な人体には抗酸化力があり、活性酸素を除去したり、障害の抑制や修復を繰り返しています。しかし、抗酸化力が弱まり、活性酸素が増えてくると抗酸化システムのバランスがくずれて「酸化ストレス」が著しく増大するという事態が起こります。

眼の健康に役立つ、話題の成分「フィトケミカル」

このように活性酸素が過剰に溜まってしまうことで、私たちの眼と体が酸化してサビついてしまう「酸化ストレス」は、眼と体に数多くの病気をもたらします。それを防ぐためには、抗酸化力の高い食品を積極的に食べるように心がけたいものです。

抗酸化作用の高い物質として、最近注目されているのが「第七の栄養素」といわれる「フィトケミカル」です。フィトケミカルは、緑黄色野菜や果物の色素や香り成分、辛味や苦味成分の中に含まれる機能性色素成分です。

中でも眼と体の健康に役立つといわれる主な成分が、アントシアニン、カカオポリフェノール、ヘスペリジン、ルテイン、アスタキサンチン、リコピン、カテキン、レスベラトロールなどです。

眼への健康効果が期待される主な「フィトケミカル」

●アントシアニン	カシス、ビルベリー（野生型ブルーベリー）など
●カカオポリフェノール	高カカオチョコレート（カカオの含有量七〇パーセント以上）
●ヘスペリジン	ミカンの皮
●アスタキサンチン	サーモン（サケ）、イクラ、オキアミなど
●ルテイン	ブロッコリーやスプラウト、ケール、ホウレンソウ、芽キャベツ、パプリカ、カボチャ、パセリ、小松菜などの緑黄色野菜
●カテキン	緑茶、紅茶、ウーロン茶、番茶、ほうじ茶など
●レスベラトロール	赤ブドウの皮や種、赤ワイン、ピーナッツの皮など

①アントシアニン
カシス、ビルベリー（野生型ブルーベリー）、赤ブドウや黒豆や赤米（古代米）の皮などには、強い抗酸化力を持つポリフェノールの一種で、「アントシアニン」という青紫～赤紫色の色素成分が含まれています。

すでにヨーロッパでも、アントシアニンは、頑固な疲れ眼（眼精疲労）や糖尿病網膜症、夜盲症といった眼の病気を改善する医薬品としても用いられています。

また、ブルーベリーのサプリメントについては、原料がビルベリー（野生型ブルーベリー）であることをぜひお確かめください。栽培型のものに比べ、約一〇倍ものアントシアニンが含まれているからです。

事実、海外の研究でも正常眼圧緑内障の症例に対するビルベリーアントシアニンの臨床研究において、二年間の長期継続摂取の結果、ビルベリーアントシアニンによる視野障害の抑制効果が明らかになりました。

また、アントシアニンをお茶に含まれるカテキンと一緒にとると、アントシアニンの働きが増すという効果も知られています。

さらに、ビルベリーアントシアニンと松樹皮《まつじゅひ》エキス（ピクノジェノール）の配合サプリメントの摂取により、緑内障患者における酸化ストレスの低減化と眼血流改善効果と共に眼圧下降効果も確認されています。

このビルベリーアントシアニンと松樹皮エキス（ピクノジェノール）の配合サプリメントも眼科専門医の指導の下で販売されています。

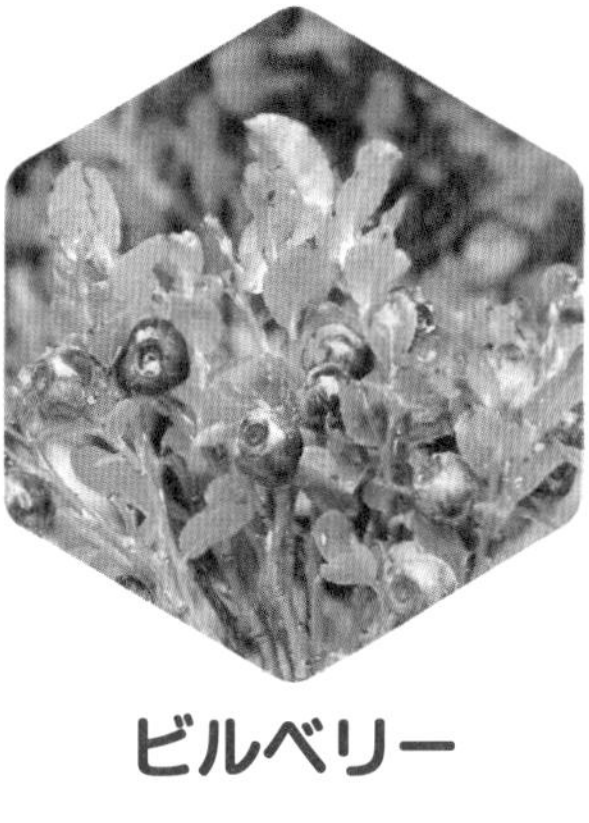

ビルベリー

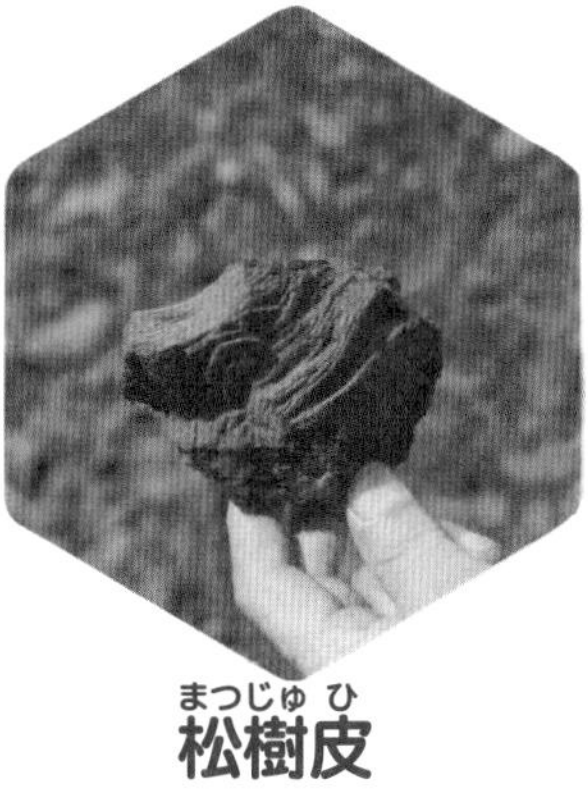

松樹皮《まつじゅひ》

驚き！　カシスアントシアニンの血流改善効果

アントシアニンを多く含むといわれるのがブルーベリーですが、その三倍も含まれていることで注目されているのがカシスです。カシスには四種類のアントシアニンが含まれており、そのうち「シアニジン」などの二種類はカシス特有のもので、ブルーベリーには含まれていません。

札幌医科大学眼科の大黒教授グループの研究によると、カシスから抽出したアントシアニンを正常眼圧緑内障の人三〇人に、毎日五〇ミリグラムずつ半年間飲んでもらったところ、網膜や視神経の血流量が平均二〇パーセント増えるとともに眼圧上昇も抑えられたという成果が報告されました。また、治験終了後に眼が疲れにくくなったり、「視界が明るくなった」という自覚症状の改善効果も見られたのです。

さらに、日本の眼科病院として一四〇余年という最も歴史のある井上眼科病院（東京都）でも、井上賢治院長の下で正常眼圧緑内障の患者さんにカシスアントシアニン五〇ミリグラムの摂取と点眼薬を併用した二年間もの長期の治療研究を行ない、カシス摂取による視野障害の進行抑制効果が明らかになりました。

また、日本カシス協会の調査によるカシスアントシアニンの健康な人の眼圧に与える影響を調べた研究でも、摂取前との比較で明らかな眼圧の低下が認

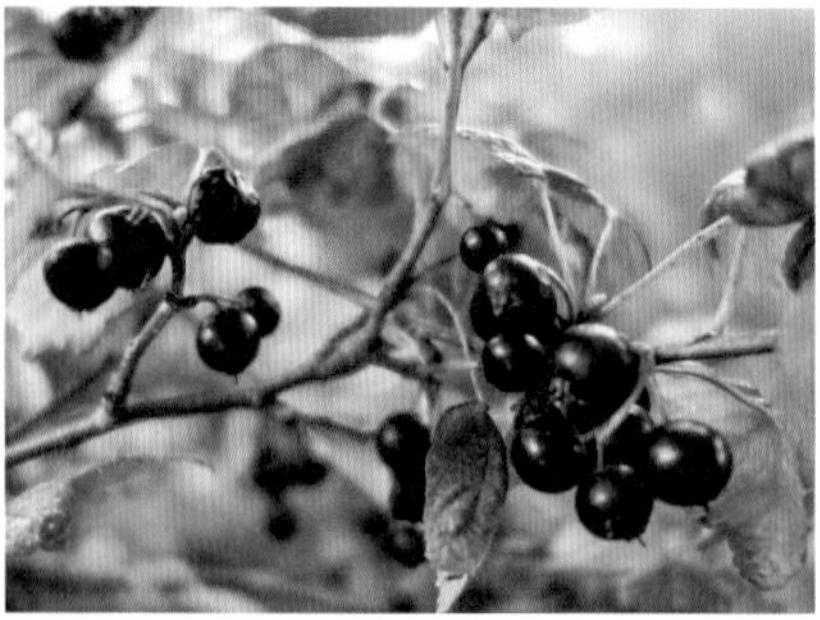

カシス

められたことが確認されています。

緑内障は、初中期では自覚症状がほとんどないため、気付くのが遅れがちですが、日ごろの健康習慣としてカシスアントシアニンをとることで、緑内障の進行を抑えるだけではなく、健康な人の緑内障予防にも有用であることが立証されたわけです。

さらに付け加えると、カシスアントシアニンには、多くの女性を悩ませる冷え性や瞼の皮膚の血流の停滞によるクマなどにも顕著な改善効果が認められています。

カシスはフランス語の呼び名です。日本語ではクロスグリ、英語ではブラックカラントといいます。

なお、眼科専門医の指導の下でもカシスアントシアニンのサプリメントが販売されています。

②カカオポリフェノール（高カカオチョコの「小分け食べ」による多くの有用性）

植物の持っている多くのポリフェノールの中でも高カカオチョコレートに含まれるカカオポリフェノールは飛び抜けて抗酸化力が高く、古来より滋養強壮の妙薬としても眼と体に非常に有用に働くことが知られています。その多彩な優れた効用は、世界的にも有名なイタリアのサン・サルバトーレ病院での臨床研究の成果から一躍世界に知れ渡りました。

カカオ含有量七〇パーセント以上の高カカオチョコレート二五グラムを、一日五回五グラムずつに分けて三ヵ月間食べ続けたところ、肝臓の健康度を表す数値が改善し、さらにコレステロール値までもが改善したのです。

さらにこの習慣を続けると、インスリンの分泌が良好となって血糖値も改善し、脂肪の燃焼による内臓脂肪の減少とともに血圧も安定することが明らかになりました。

また、カカオのリグニンという豊富な不溶性の食物繊維には、糖の吸収をゆるやかにして血糖値の急上昇を防ぐ働きや腸内環境を良好にして便通を改善する働き、脳の活性化による認知症を予防する働きがあることも判明したのです。

なお、ポリフェノールは体内にためておくことができません。このため一日に二五グラムの高カカオチョコレートを一日に五回に分けて五グラムずつ「小分け食」で食べる方法をお奨めします。

また、高カカオチョコレートを使って作った寒天、「チョコレート寒天」は食事前に食べると満足感が得られるため、食欲を抑えるという相乗効果も期待できます。

このように、日常的な高カカオチョコレートの「小分け食」によりカカオポリフェノールを継続摂取することで、その高い抗酸化力と血流改善作用により、緑内障や白内障、糖尿病網膜症、加齢黄斑変性など多くの眼の成人病にも予防と進行抑制効果が特に期待され、当院でも多くの症例での病状の改善が認められています。

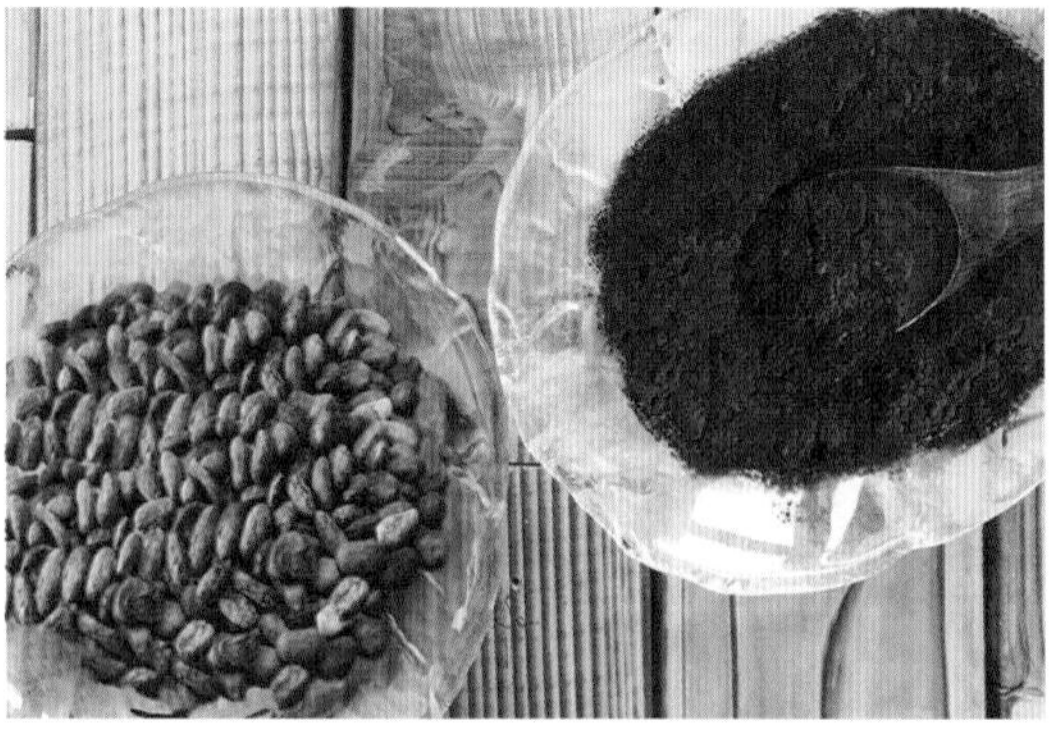
カカオとカカオパウダー

ところで、高カカオチョコレートは、「苦い」や「食べにくい」などの第一印象をお持ちの方も多いのですが、各メーカーからとても美味しく食べやすい高カカオチョコレートも発売されていますので、患者さんの病状と体質や味覚に合う商品を選んで適量を継続して摂取するようにお奨めしています。

③ヘスペリジン（ミカンの皮の成分が視神経を酸化ストレスから守る）

緑内障も、酸化ストレスがもたらす病気の一つです。酸化ストレスを減らす食品の中で、ミカンの皮に多く含まれるポリフェノールの一種、「ヘスペリジン」が注目されています。

ミカンの皮の成分であるヘスペリジンが、緑内障の原因となる視神経細胞死を抑えることが判明したからです。しかも、緑内障の研究でヘスペリジンを摂取することで、網膜神経の細胞死が半分以下にまで抑えられることが確認されたのです。さらに、酸化ストレスを受けてもヘスペリジンの摂取により、酸化ストレスが約四分の一に低減されました。

有害光である紫外線やブルーライトを直接受ける上に酷使されがちな眼は、常に酸化ストレスにさらされています。このため、手軽に手に入るミカンの皮の摂取により酸化ストレスを減らし、緑内障の予防や抑制に努めることは非常に有用であると考えられます。無農薬栽培のミカンの皮をあぶって粉末にし、一味唐辛子と混ぜると良い香りの薬味になります。あるいは、果実と一緒に砂糖を含まないカロリーゼロのアスパルテーム（商品名・パルスイート）などの甘味料を入れて煮込み、マーマレードにしても良いでしょう。

なお、緑内障の患者さんの場合、高濃度配合のヘスペリジンを含む眼科専用のサプリメントも販売されています。東北大学医学部眼科での研究成果でも眼科専門医の指導の下での継続した摂取により酸化ストレスを低減化することで、緑内障の予防と進行の抑制にもその有用性が報告されています。

④ルテイン

「ルテイン」は、ブロッコリーやスプラウト、ケール、ホウレンソウや芽キャベツ、カボチャ、小松菜などの濃い緑黄色野菜やマリーゴールドなどに含まれる、非常に抗酸化作用の強い黄色や橙色の色素成分です。

このように、緑黄色野菜に多く含まれるルテインは、紫外線やブルーライトによるダメージから眼を守る色素成分で、抗酸化作用のとても強いカロテノイド系のフィトケミカルです。後述するアスタキサンチンと同様、網膜や水晶体に存在し、紫外線やブルーライトなどの有害光から眼を守っています。

いずれも加齢とともに減少していく上に、体内ではつくることができないので、食品から積極的にとり入れて補うようにしましょう。事実、体内にとり入れたルテインの約八〇パーセントが眼に吸収されます。それだけ眼にとっては非常に重要な抗酸化成分なのです。

すなわち、緑内障においても、初期段階から網膜の最も重要な黄斑部の神経線維が障害されることがわかっており、緑内障の患者さんにとってもルテインの継続摂取は非常に有用であると考えられます。

ルテインの一日の摂取量の目安は、加齢黄斑変性や白内障を予防する

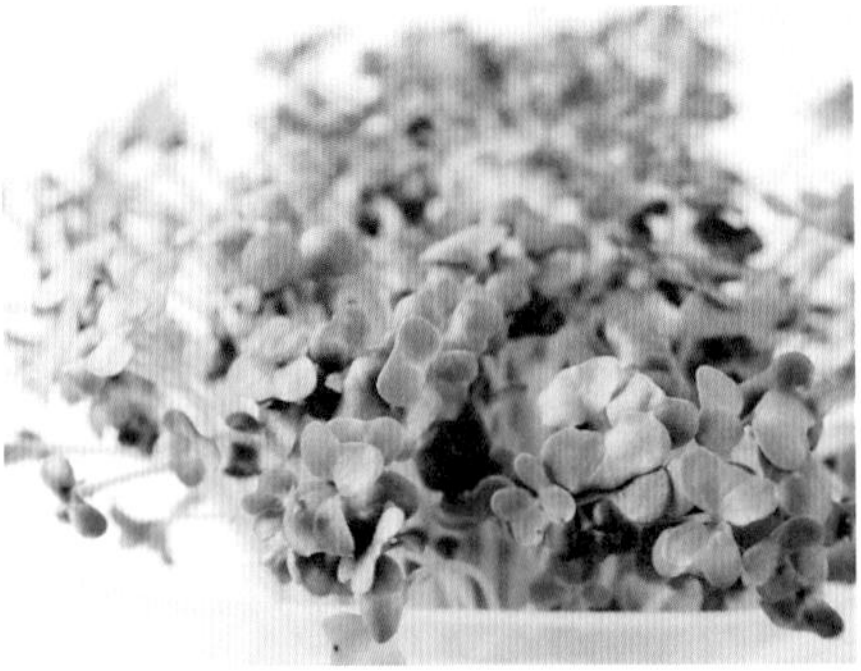

スプラウト

ための推奨量として一日六ミリグラム以上とされていますが、すでに黄斑変性が発症したり、その前駆病変が認められている場合には、その進行を特に抑えるために一〇ミリグラム以上の継続摂取が推奨量とされています。

なお、ルテインのサプリメントは多く市販されていますが、眼科専用のサプリメントも販売されており、製品選びは患者さんご自身の病状と治療目的にもよりますので眼科専門医にご相談ください。

⑤アスタキサンチン

アスタキサンチンもルテインと同様に網膜や水晶体に存在し、高い抗酸化からその保護効果が期待されています。ビタミンEのなんと約一〇〇〇倍もの強力な抗酸化作用を持つことから、「スーパーカロテノイド」と呼ばれています。一日〇・六ミリグラム以上というわずかな量でも効果があり、網膜にある黄斑部の障害を防ぐ効用と視力の向上効果も報告されています。また、眼精疲労の改善にも有用であることが知られています。

このようなアスタキサンチンの強力な抗酸化力によって、眼の酸化ストレスを消去し緑内障の予防と進行を抑える効果も期待されています。

アスタキサンチンは、サーモン（サケ）やイクラ、エビ、カニなどに含まれる桃赤色の色素成分で、血中の悪玉コレステロールの酸化を抑える効果もあります。また、網膜の血管の炎症を医薬品の抗炎症薬と同程度まで

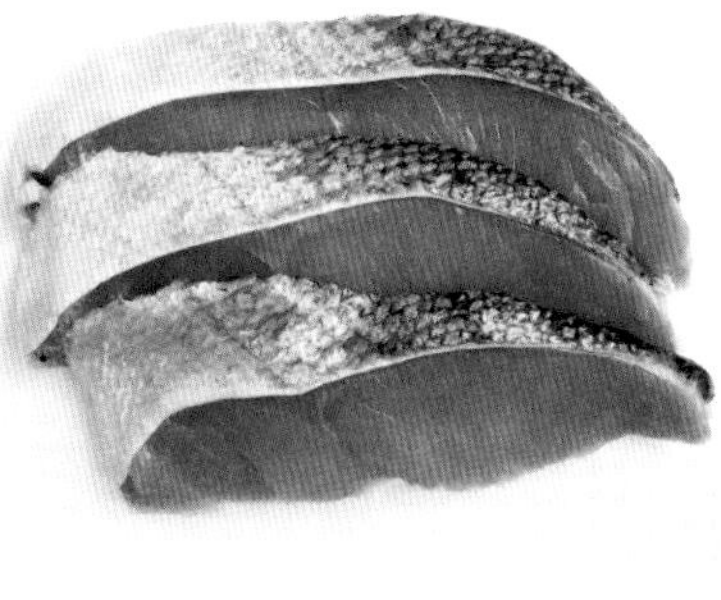

サーモン

抑える力があることも判明しています。

その抗酸化力は、サーモンが川の浅瀬を遡上する際、その浅瀬に産みつけたイクラの卵にも含まれ、強烈で有害な紫外線から自身を守るための抗酸化色素として役立っているのです。

一日の目安量は、一～一〇ミリグラム（四ミリグラムが推奨量）で、過剰症は認められていません。また、ルテインと併せて摂取すると、その相互作用による抗酸化力が二〇パーセント以上アップすることも確認されています。

⑥リコピン

「リコピン」は、トマトやニンジン、スイカなど、赤やオレンジなどの赤橙色野菜に含まれる赤橙色の色素成分です。

その抗酸化力は、β―カロテンの二倍以上、ビタミンEのなんと一〇〇倍以上です。このため、リコピンの摂取による乳癌予防などの癌の予防効果の報告も多いだけでなく、同時にリコピンの血中濃度が高い人では、白内障の発生率が低いという研究成果も確認されています。そこで、リコピンの強力な抗酸化作用による緑内障の予防と進行の抑制効果も期待されているのです。

一日に摂取するリコピンの目安量は六～一二ミリグラムで、例えばトマトジュース一缶（二四〇ミリリットル）にはリコピンが二三ミリグラム程度含まれています。

ただし、タバコを吸う人や心身のストレスの多い人、睡眠不足や紫外線やブルーライト、排気ガスなどの活性酸素を浴びやすい生活習慣や環境にある人は、多めに摂ることが望まれます。

⑦カテキン

お茶の苦味や渋味の成分であるカテキンは、アンチエイジングに有用な抗酸化力をもつフラボノイドの一種です。特に、活性酸素の中でも最も凶暴であるとされる「ヒドロキシラジカル」に対して、非常に大きな効力を発揮します。さらに、ビタミンCやビタミンEの抗酸化力をアップさせる効果も知られており、緑茶が眼と体に良いというのはこのためです。また、カテキンの抗酸化力は、ビタミンCによってさらに強まるため、すべてが豊富に含まれている緑茶は、日常的に飲み続けたい飲料です。なお、緑茶をそのまま粉末にした粉茶をお湯などに溶かして、カテキンをまるごと摂取するのもより効果的な方法です。

⑧レスベラトロール

赤ブドウの皮や種、赤ワインやピーナッツの皮に含まれるポリフェノールの一種で、健康長寿を促す「長寿遺伝子」にスイッチを入れて活性化させるなど、健康長寿と運動能力の向上作用が知られ、世界の医学会の注目を集めています。

以前から赤ワインの健康効果で知られている通り、赤ブドウや赤ワインに含まれるポリフェノールが、心筋梗塞などの虚血性心臓病の発生を抑えたり、癌などの生活習慣病を抑制し、さらに、アルツハイマー病の予防に役立つことが判明しています。

肉などの動物性脂肪を多く摂取するフランス人が赤ワインを日常的に飲む習慣により他の西欧諸国に比べて心臓病による死亡率が低いことから、「フレンチパラドックス」と呼ばれ、このポリフェノールによる抗酸化作用によるものであるとされています。すなわち、赤ワインを毎日グラス一～二杯ほどの適量だけ飲むことによって、このような生活習慣病の予防に役立つことがわかっているのです。

さらに最近、このレスベラトロールを継続して摂取することで、眼内の網膜の血管の炎症や動脈硬化も抑えられ、血流が改善されて、眼と体の健康長寿に有用であり、緑内障の予防と進行抑制にも役立つことがわかってきています。

なお、赤ワインや赤ぶどうなどに含まれるレスベラトロールはわずか数ミリグラムと少量であるため、一日一五〇ミリグラム以上摂取できる医療用の高濃度配合のレスベラトロールを含むサプリメントも医師の指導管理の下で販売されています。

カラフルな食材のアンチエイジング食で老化を防ぎましょう！

抗酸化力が強い緑黄色野菜の食材の選び方をご紹介します。

野菜を生育するのに寒暖の差が激しかったり、強い紫外線が降り注いだりするような過酷な自然環境では、活性酸素が発生しやすく、植物にも強いダメージを与えます。ところが過酷な環境であればあるほど、植物も動物もたくさんの抗酸化色素物質を作り出します。つまり、カラフルな食材の色鮮やかさは、強い活性酸素に対抗するために多くの抗酸化色素物質を作り出しているからなのです。

同じ食材や果物でも、ビニールハウスで栽培されたものではなく、路地でより成熟したものを選ぶなど、激しい環境で育った食材の方がおすすめです。さらに、旬のものを選ぶことも大切で、野菜や果物の成分も、旬の時期と旬でない時期とでは大きく違います。例えばホウレンソウ、トマト、ピーマンなどのフィトケミカルやビタミンCの含有量も、旬以外の時期では三分の一程度までに低下するといわれています。

もう一つのポイントは、強い紫外線による活性酸素から身を護《まも》るという意味では、一つの固体でも部位によって抗酸化力が異なります。例えば果物なら、最初に紫外線にさらされるのは皮の部分ですから、当然、抗酸化色素物質は「実」よりも「皮」に多く含まれています。すなわち、リンゴなど皮も食べられるものは、できるだけ皮とそのすぐ下の部分も捨てずに食べるようにしたいものです。

緑黄色野菜の王様・ブロッコリーのチカラ

カロテノイド系の成分を多く含む緑黄色野菜の中でも、なんと二五〇種類以上もの「フィトケミカル」が含まれている「老化防止の王様」ともいわれるのがブロッコリーです。野菜の中でも、ブロッコリーほどフィトケミカルを含んでいるものはないといえるでしょう。また、ブロッコリーの新芽であるスプラウトはさらに数倍多くのフィトケミカルを含んでおり、継続した摂取が推奨されます。

ブロッコリーやスプラウトに含まれる有効成分として、フィトケミカルの中でも眼と体のサビを防ぐ抗酸化作用が特に強い代表選手である「スルフォラファン」に加えて眼の黄斑部と水晶体を保護する「ルテイン」、癌を予防する抗腫瘍作用と発癌防止効果のある「イソチオシアネート」という成分も含まれています。また、豊富な「ビタミンC」に加えてミネラルの一種で血糖値を下げるインスリンの働きを応援する「クロム」や、胃潰瘍を防ぐ「ビタミンU」、加えて、食物繊維も豊富なので、動脈硬化や便秘予防にも有用です。

ブロッコリーやスプラウトをより効果的に食べるには、小房に分けて、ビタミンCが壊れないように短時間で茹でることです。塩を加えると色鮮やかに茹で上がります。ブロッコリーは房の部分を切り離して食べますが、茎にビタミンCや食物繊維が多いので、茎も皮をむいて同じように食べるとよいでしょう。茹でるなら三分ほどで短めにしましょう。

また、ブロッコリーやスプラウトに含まれるスルフォラファンは咀嚼などによって細胞が壊されないと生成されないので、よく噛んで食べることやジューサーでジュースにして摂取することもポイントです。

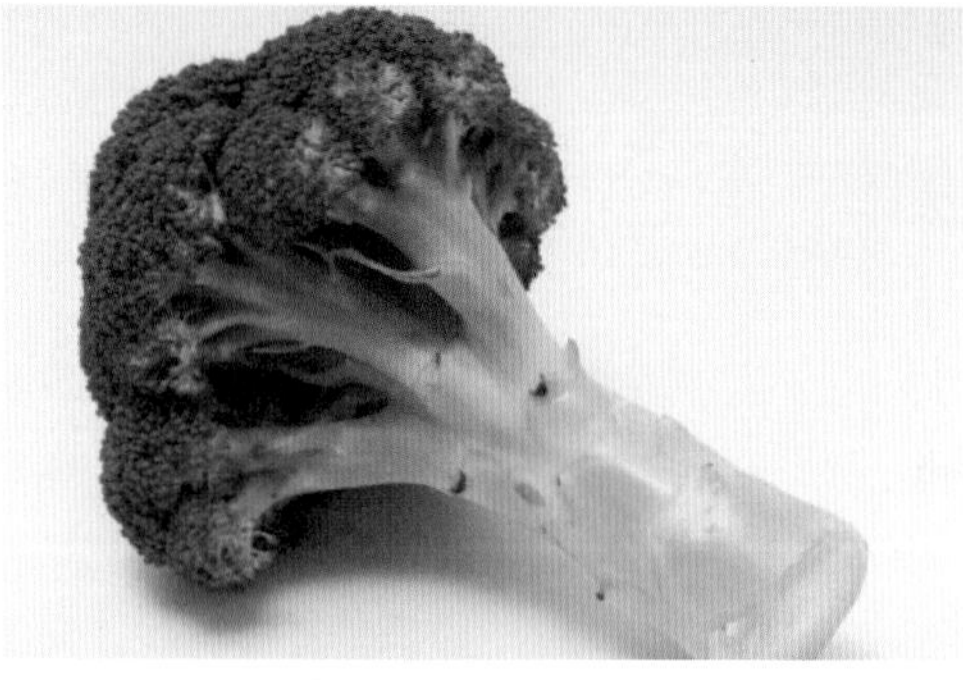

ブロッコリー

リンゴが含むポリフェノールのチカラ

リンゴには健康に役立つさまざまなことわざがあるほど、老化を防止するアンチエイジング効果のある成分がたくさん含まれています。リンゴ一個の中に、「プロアントシアニジン」、「カテキン」など種々のポリフェノールが詰まっているのです。このポリフェノールが、リンゴの色や苦味を作っているわけです。

リンゴに含まれるこれら多くのポリフェノールは、特に皮のすぐ下や種の周囲の芯の部分に凝縮されているので、皮や芯の部分を分厚くむいてしまうとなくなってしまうのです。したがって、農薬などをよく洗い流してなるべく皮ごと食べたり、できるだけ粗挽きのジューサーでジュースにして摂取するのが効果的です。

抗酸化成分で活性酸素を消去する緑黄色野菜の摂取法

緑内障の人は、普段から抗酸化成分をたっぷり含む緑黄色野菜をとるように心がけましょう。特に睡眠不足や心身のストレスなどで活性酸素が大量にできると、網膜や視神経が障害されやすくなります。そうならないためにも、抗酸化成分を食べることが大切です。実際、緑黄色野菜などを食べることによりビタミンCとビタミンEなどとともに抗酸化色素成分である多くの種類のフィトケミカルが摂取でき、緑内障のリスクが二〜三割も低くなるという研究成果が報告されています。

よく、「毎朝野菜サラダを食べているから」と安心している人もいますが、サラダだけでは抗酸化成分は不足しがちになるものと思ってください。その点、スルフォラファンとルテインを多く含むブロッコリーやスプラウト、ケールやほうれん草、小松菜、リコピンを多く含むトマトなどの多種類のカルテノイドを含む緑黄色野菜をスムージーにすると、楽にたくさんとることができます。

スムージーなら生のままミキサーにかければできますし、「アントシアニン」を含むビルベリーやカシスなどの低糖フルーツや適量のリンゴやキウイフルーツ、高カカオチョコレートや無糖のプレーンヨーグルトや豆乳、少量のハチミツなどを加えて好みの味にしても良いのですが、砂糖など糖分は極力控え目にしましょう。砂糖を含まないカロリーゼロのアスパルテーム（商品名・パルスイート）などの甘味料の利用もお奨めです。抗酸化成分のうちポリフェノールやビタミンCなどは水溶性のため、時間とともに特に壊れやすいので、一度に飲みきれる量をつくって、毎朝コップ一杯程度を早めに飲むようにしましょう。

なお、朝などの時間に余裕のない人は、緑黄色野菜を多く含む二〇～三〇種類の野菜が濃縮された野菜ジュースの商品を上手に組み合わせての摂取継続をお奨めします。

また、ルテインやリコピンなどのカロテノイドを多く含む野菜を使って調理する場合には、油に溶けると吸収率が高まるので、オリーブオイルや亜麻仁油などの良質な油を適量加えると効果的です。

（Ⅱ）眼の血流を改善して緑内障を抑制する

視神経周囲の血流をよくする青魚や小魚の食事とサバ缶

現代人はサバやイワシやシラスなど、小魚などの青魚を食べる機会が著しく減少しています。そのため、主に青魚や小魚に含まれるＤＨＡ（ドコサヘキサエン酸）とＥＰＡ（エイコサペンタエン酸）が不足しているといわれます。どちらも体内の機能にとって欠かせないオメガ3という不飽和脂肪酸の一種ですが、人間の体内ではつくれないので食品として摂取する必要のある必須脂肪酸です。

特にＤＨＡを多く必要とするのが、眼の中のフィルムに当たる網膜と視神経の脂肪組織で、約八〇パーセント以上がＤＨＡによって構成されています。そのほかＤＨＡは、脳神経や網膜、視神経などといった高度かつ重要な神経組織に多く存在し、視神経の伝達にかかわる大切な栄養素なのです。

これらＤＨＡやＥＰＡといったオメガ3脂肪酸は、イワシ、サバ、サンマ、アジ、カツオ、マグロなどの青魚やシラスなどの小魚の油に含まれています。この種の脂肪酸は、水中の低温にさらされても固まらず液状を保つ特性により、血流をスムーズにします。そのため、動脈硬化の原因となる血中の悪玉コレステロールを減らし、中性脂肪も減少させて、血管の炎症や血栓ができるのを防ぎます。

特に小さな器官である眼は、血管も極めて細く、その微細な血管を通して栄養物質が供給されているため、眼内の血流をサラサラに保つことが大切です。

ＤＨＡとＥＰＡを日常的に摂取すれば、糖尿病網膜症（糖尿病によって網膜に障害が生じる病気）、加齢黄斑変性（加齢とともに黄斑という組織がダメージを受けて変化し視力の低下を招く病気）など、網膜の血管の動脈硬化や血栓などによる重症の視覚障害を予防できます。

さらに、わが国でも中高年に多い正常眼圧緑内障の進行の抑制にも、その有用性が特に期待されています。この正常眼圧の緑内障では、視神経の血流障害が問題になっており、同時に視神経自体が弱いことが関係していると考えられています。最近では、視神経周囲の細い血管の血流を改善することが、正常眼圧緑内障には有効であるとわかってきました。このため、ＤＨＡやＥＰＡの摂取が非常に大切になるわけです。

実際、ＤＨＡとＥＰＡを継続して摂取することで視力が改善したという研究成果もあり、さらに、その抗炎症効果によりドライアイの改善にも役立つことが英国の権威ある著名な医学雑誌でも報告されています。

青魚を手軽に摂取する方法として、イワシやサバなどの缶詰もおすすめです。缶の中の汁にＤＨＡやＥＰＡが溶け出しています。水煮缶を利用すると、塩分を気にせずに汁も一緒にとることができます。

また、シラスなどの小魚は、味噌汁に入れたり、納豆と合わせてご飯と一緒に毎日継続して食べるなど料理にも活用することで、効果的なＤＨＡの継続摂取が可能となり、お奨めの方法です。

魚が苦手な人は、ＤＨＡやＥＰＡが手軽にとれるサプリメントを利用するのも良いでしょう。ただし、一度に必要以上をとり過ぎると、おなかがゆるくなって下痢をしたり、月経血の量が増えることもありますのでご注意ください。

年齢を重ねるごとに血管は酸化ストレスを受け、サビついていきます。それが血管の老化であり、すなわち加齢の始まりです。四〇歳を過ぎたらなるべく毎日、小魚や青魚を食べるようにしたいものです。

納豆の酵素が目の血栓を防ぎ、溶かす！

眼の血流が悪くなると、眼底の視神経や網膜への酸素や栄養の供給が滞るために緑内障の原因になります。さらに血液がどろどろになって滞り、血栓ができてしまうと「網膜静脈閉塞症」や「網膜動脈閉塞症」という眼の血管が詰まってしまう病気まで引き起こします。これらの眼病も視野の一部が欠けて見えにくくなり、視覚障害に陥ることの多い病気です。

眼と体の血管障害をもたらす血栓を溶かす有用な効果として、納豆の効能が知られています。これは、納豆に含まれる「ナットウキナーゼ」という酵素が、血栓を溶かす作用をもっているからです。ナットウキナーゼには、血栓の治療薬とほぼ同レベルの効果があるといわれ、さらに血栓をつくるフィブリンという物質を直接分解する作用もあることが分かっています。また、わずか一ヵ月で正常な血管に戻ったという臨床報告も出ています。

納豆は血液をサラサラにしますから、緑内障や網膜血管閉塞症のみならず、眼精疲労に悩む方々にもおすすめです。食品なので副作用の心配もなく、全身の血流アップを促して健康を保ちます。

朝ご飯に納豆という家庭も多いようですが、実は納豆は夜食べたほうが効果的です。ナットウキナーゼの血液サラサラ効果の持続時間は約一二時間で、血栓は就寝中の脱水などで朝方にできることが多いからです。

但し、抗血液凝固剤のワーファリンを服用している人は、納豆を控えたほうがよいでしょう。納豆に含まれるビタミンKが薬の効き目を阻害するからです。

緑内障を防ぐ湯通しキャベツ

緑内障の発症と進行に関わる酸化ストレスを減らす抗酸化成分を多く含む食品の一つとして、米国のハーバード大学の研究結果から推奨されているのが、一日二回キャベツなどの葉物野菜を食べることです。

緑内障のリスクとして、眼の血流の低下が挙げられますが、血管を拡張させて血流をよくしてくれるＮＯ《エヌオー》（一酸化窒素）が緑内障の予防や治療に効果があると注目されています。キャベツなどの葉物野菜に多く含まれるのが硝酸塩ですが、これは体内に入るとＮＯ《エヌオー》に変わります。

ハーバード大学の調査研究では、緑内障ではない四〇歳以上の男女約一〇万人に、キャベツなどの葉物野菜に多く含まれる硝酸塩の摂取量とその後の緑内障の発症率を調べました。すると、キャベツなどの葉物野菜を毎日多めにとっている人のほうが緑内障になりにくいという結果が出たのです。

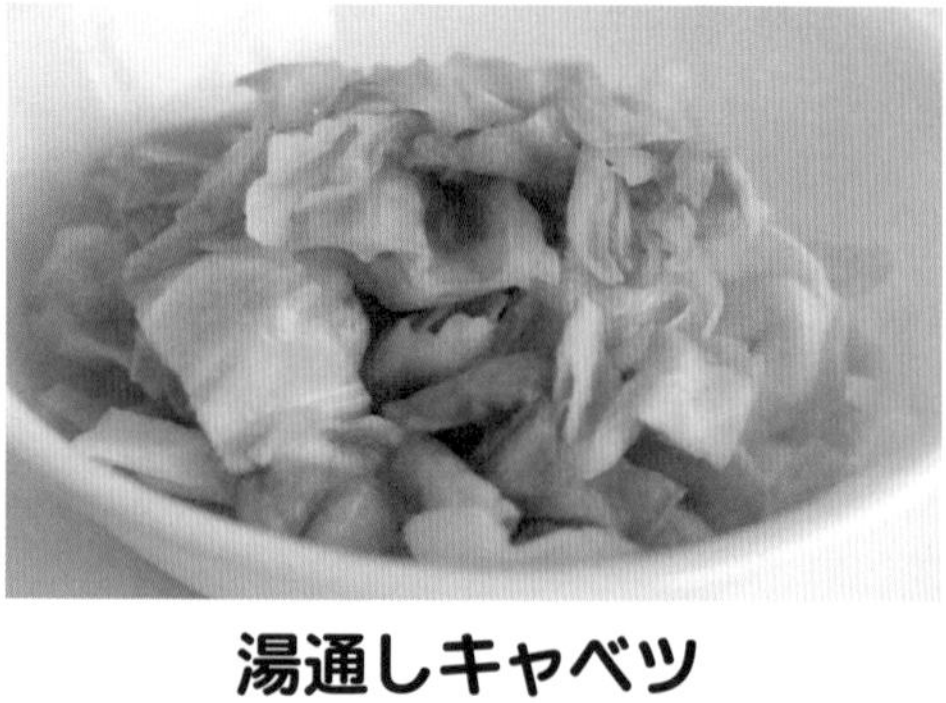

湯通しキャベツ

キャベツなどの葉物野菜は、生で食べるよりも湯がいたほうがたくさん食べられます。それに、葉の中に残留している有害物質も、ゆでるとかなり減らせますし、硝酸塩が機能を失うことはありません。キャベツなどの葉物野菜の量を効率良く美味しく摂る方法として、湯通しした後、カロリーハーフのマヨネーズなどであえて酢油キャベツ風などにして食する工夫もお奨めです。

「シナモン」で血流改善

焼きりんごなどのスイーツには欠かせない香料「シナモン」。最近は、コーヒーや紅茶に一振り入れる人もいるようです。シナモンは漢方薬にも使われており、体を芯から温めてくれる「桂皮《ケイヒ》」の名で知られています。

中高年になるとほとんどの人は体が冷えやすくなるため、シナモン入りの飲み物を飲むと、体が温まって代謝が向上します。眼についていえば、代謝が向上することで網膜と視神経の血流が改善し、眼圧も安定するため、特に正常眼圧型などの緑内障の進行抑制にも有効であると考えられます。

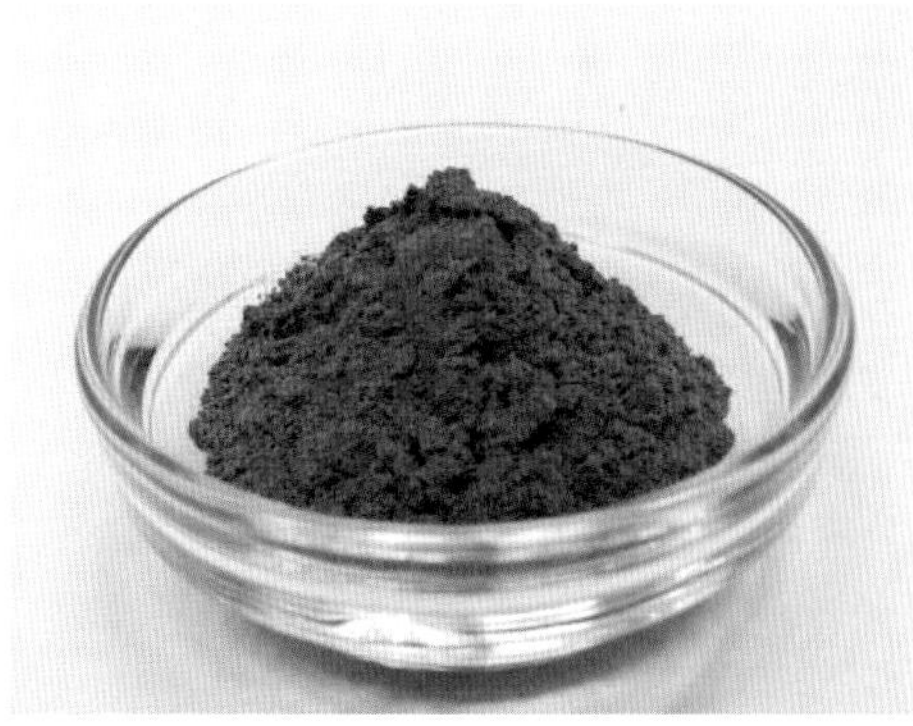

シナモン

（Ⅲ）眼を護《まも》り、緑内障を抑え守る食生活習慣の改善

緑内障の予防、進行抑制に血流や血管の柔軟性が関係していることは、これまでに何度も述べてきました。すなわち、糖尿病の眼の合併症の代表格である糖尿病網膜症のみならず、緑内障や白内障などの予防と進行抑制のために、血糖値の良好なコントロールと急激な変動を抑えることが必要なのですが、実はこちらも

血流や血管と大きな関係があるのです。網膜など眼内の血管はとても細く、高血糖が続くと「糖毒」によって網膜などの眼内の血管や視神経、水晶体などの眼内の組織が傷つき、「糖化」によって余った糖が体内のタンパク質と結び付き、コゲついて劣化が進行していきます。しかも、高い血糖を下げようとインスリンが大量に分泌され、眼と体内の動脈硬化もさらに悪化するという重悪が生じてしまいます。

そこで、血糖の急激な上昇を抑えてインスリンを節約する食生活のポイントを挙げましょう。

①朝食を抜かない

前夜からの長時間の欠食による低血糖と、食後に起こる急激な血糖上昇（高血糖スパイク）による「糖化」を防ぐためです。このため朝食は決して抜かずに、できるだけ決まった時間に摂りましょう。

②三食をできるだけ決まった時間帯にとる

血糖の急激な上昇の防止に配慮した朝食をしっかりととり、昼はつなぎで、夜は一番軽い食事にしましょう。

③腹七分目を心がける

日本でも江戸時代の貝原益軒の「養生訓」にもある通り、アンチエイジング医学でも健康長寿のための基本訓です。

④血糖値の急激な上昇を抑えるための（ＧＩ値の低い）食材を食べる順番にも配慮して適量とる

一般的に、色の白い食品よりも色の濃い食品（例として、白米より雑穀玄米、うどんよりもそば、白パンよりライ麦パンなど）のほうがＧＩ値が低く血糖の上昇はゆるやかです。

⑤早食いを避ける

できるだけゆっくりとよくかむこと（なるべく二〇～三〇回程度）で、食べ過ぎを避けて適量を食べることが、インスリンの無駄づかいが避けられ、少ない分泌量で効率的に働かせる秘訣です。

⑥砂糖や油はできるだけ控える

どうしても甘いものがほしい時は、カロリーゼロ甘味料（アスパルテーム）などを利用しましょう。

⑦夕食は夜八時までに食べる

夜八時以降はインスリンの分泌量が二倍以上になるので、遅い食事は控えてください。もし遅い時刻に食べる時には、全体の量を控え目にして糖質もできるだけ少なめにして下さい。また、食後は、室内でもできるその場足踏みやステップ運動など、できるだけ身体を一〇分～二〇分でも良いので動かしてから寝るようにしましょう。

⑧お酒の量に注意する

日本人が一日に代謝できるアルコールの限界量は一日に五〇ミリリットルとされています。ビールなら七五〇ミリリットル、ワインなら四〇〇ミリリットル、日本酒や焼酎は二合程度が目安です。血糖値を上げない糖質ゼロのビールや、血糖値への影響の少ない蒸留酒である焼酎やウイスキーを適量飲むこともお奨めです。

なお、辛口の白ワインには酒石酸が含まれており、夕食時にグラス一～二杯の適度な量を摂取することで、翌朝の血糖値の低下作用が得られることが知られています。

インスリンの働きを良くする食品で、インスリンを節約し、眼と体の老化と病気を抑える

・納豆、オクラ、モロヘイヤなどのネバネバ食品です。これらには「ムチン」というネバネバ成分が含まれており、糖の吸収を抑えてコレステロールを低下させる作用もあります。

・コンブやワカメ、モズク、アカモクなどの海藻類には「アルギン酸」というぬめり成分が含まれています。このヌルヌル成分により消化管内での食べ物の移動を遅くするため、血糖値の急激な上昇を防いでくれます。

・納豆や豆腐などの良質な植物性たんぱく質。ＤＨＡやＥＰＡを含む青魚類も低カロリーで高たんぱくで、血糖値の上昇が抑えられるお奨めの食品です。

・動物の肉の中では、低脂肪、高たんぱくの豚のヒレ肉がお奨めです。ビタミンＢ１も牛肉の一〇倍以上含まれ、ビタミンＢ12やナイアシン、ビタミンＥなども豊富です。

・ビタミンＢ１の吸収を高める「アリシン」が多く含まれているのは、ネギやタマネギ、ニラ、ニンニクなど。豚ヒレ肉と一緒に料理するとビタミンＢ１の吸収にも効果的で、身体を温め眼と体の疲労回復にも有用です。

ビタミンＢ１は、眼の神経組織にとって唯一のエネルギー源となるブドウ糖を、体内でエネルギーに転換する際に必要な栄養素です。不足すると視神経に炎症が起こったり、視力が著しく低下したりして、視覚障害になる場合もありますので、不足しないように気をつけましょう。

眼の「酸化」と「糖化」について

眼（特に水晶体）の老化に伴う緑内障や白内障、糖尿病網膜症、加齢黄斑変性などの眼病には「酸化」と「糖化」が関わっています。これまでご説明しているように、「酸化」とは活性酸素によって眼と体がサビつくこと。「糖化」は食事からとった糖質が、体温によって体内のタンパク質などと結び付き、眼と体の細胞がコゲついて劣化することです。

眼の健康を守るために、「酸化」を防ぐフィトケミカルや眼の血流を良くする栄養と食物を摂取して、「糖化」を防ぐための食事などの生活習慣にも配慮と工夫を続けて、眼病の予防と進行抑制に努めましょう。

なお、眼の「酸化」を防ぐルテインと「糖化」を防ぐ抗糖化物質であるヒシ果皮ポリフェノールが配合された眼科専用のサプリメントも販売されています。

また、眼と体の「酸化」と「糖化」を共に防ぐために、抗糖化作用及び抗酸化作用に優れた英国ビクトリア女王由来の「果物の女王」と呼ばれる稀少なトロピカルフルーツであるマンゴスチンの果皮に含まれるポリフェノールを高濃度配合したサプリメントも医師の指導の下で販売されています。

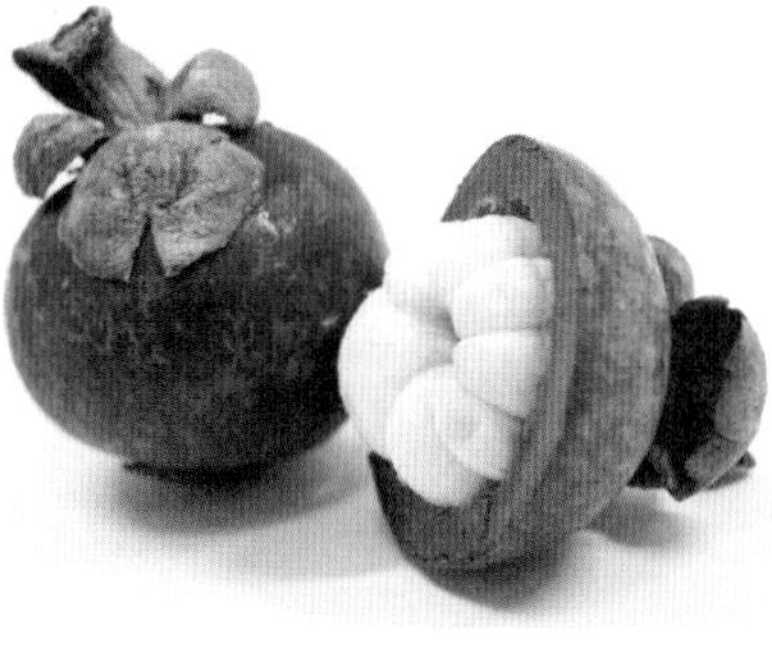

マンゴスチンの果皮には様々なポリフェノールが含まれており、抗糖化、抗酸化、抗炎症、抗腫瘍、抗菌、抗ウイルスなど多くの生理作用が報告されています。

⑤緑内障を防ぎ抑える最適な運動療法・体操法

〜「スマイルコアジョグ」®と「土俵入り体操」®〜

有酸素運動と眼圧の関係

緑内障を引き起こす要因として眼の血流障害が指摘されていますが、その原因の一つとして考えられるのが運動不足です。眼と体の血流を良くして緑内障の予防や進行抑制をはかるには、後述する無理のないニコニコペースでカロリー消費率も格段に高い「スマイルコアジョグ」®などの適度の有酸素運動が最適です。

一週間当りの運動回数および運動時間と、五年間の眼圧変化との関連を研究した九州大学眼科での研究では、運動の回数と時間が多いほど眼圧が低いという結果が出ています。さらに、広島大学眼科の研究でも、有酸素運動を続けたら三ヵ月で眼圧が下がったという結果が発表されました。ところが運動をやめたらわずか三週間で眼圧が元に戻ってしまったというのです。すなわち、有酸素運動を無理なく長く継続することが最も大事なのです。

そこで無理なく継続でき、効果的な運動法として当院（むらかみ眼科クリニック）で患者さんに提唱しご好評を頂いている眼と体に良い「スマイルコアジョグ」®をご紹介します。

眼圧を下げる「スマイルコアジョグ」®

下半身を大きく動かす有酸素運動は、血流の八割を司る下半身の血流を改善することで、眼や全身の血流を改善することになります。そこで、ウォーキングとは違って「体幹」の筋肉も鍛えることができる「スマイルコアジョグ」®をすれば、さらに効果が上がります。

加齢によって最も衰えやすいのが太ももの大腿筋です。次いで足を持ち上げる大腰筋、そして肩甲骨周囲の僧帽筋、胸の大胸筋などが衰えやすく、年に数パーセントは衰えるといわれています。年齢とともに安静時の代謝が減少するのは、体幹の筋肉が衰えてくるからです。三〇歳を境に衰え始め、七〇歳になると筋肉量は半分近くになってきます。

そうならないためにも、「スマイルコアジョグ」®で体幹の筋肉を鍛えておきましょう。年齢を重ねてからでも遅くはありません。特にこの「大腰筋」は、背骨と大腿骨をつないで体を支えたり足を持ち上げたりするのに重要な筋肉で、「老化防止筋」とも呼ばれ、スポーツ医学やアンチエイジング医学でも非常に注目され重要視されています。

これらの体幹の筋肉は、立っていたり座っているだけでも使われるため、この体幹の筋肉がしっかり働いていると、姿勢

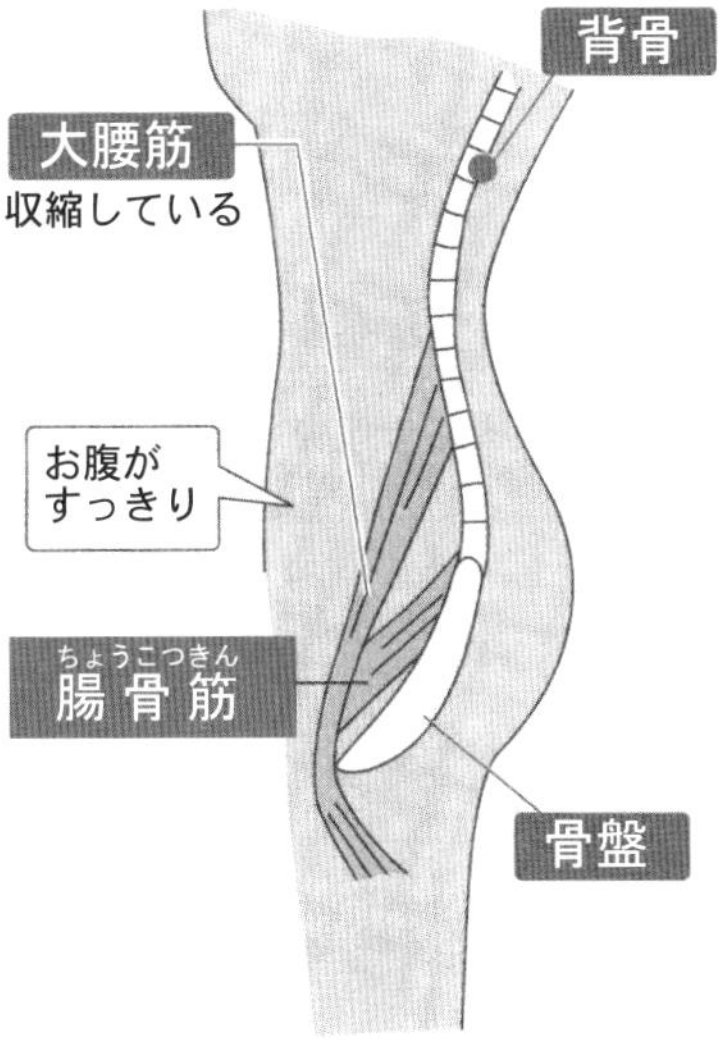

がよくなり、目や体の疲れも軽減し、平常時の新陳代謝も増します。そこで、体幹の筋肉を上手に使った「スマイルコアジョグ」®をすると、ウォーキングや体操などと比較してカロリー消費も約二倍と格段に多く、かつ継続することで運動能力が上がり、眼と体の血流も改善して眼圧も下降しています。

（二）まず、「体幹《コア》」を使って正しい姿勢で立ちましょう

正しく歩くには、「体幹《コア》」を使った正しい姿勢の確保が大事です。部屋の壁に後ろ向きに立ち、チェックしてみてください。壁に後頭部を付け、頭の頂点が上に引っ張られているようなイメージを持ちましょう。

後頭部に続いて、肩甲骨が軽く壁に付く程度に両肩を後に引き、胸を開きます。ここで大事なポイントは、腰の上の背中の部分の隙間に注意することです。手のひらを二枚重ねて壁との間に収まるのが理想的です。手が入らなければネコ背、空きすぎれば反り気味です。立った時、お尻の穴をしめるように意識すると、背筋がぴんと伸びます。足は、左右のひざを閉じて、ふくらはぎとかかとを壁につけるイメージです。走る時の姿勢は頭のてっぺんから足先まで、真っ直ぐの柱をイメージして、その柱を斜め前に倒して前傾姿勢を作ります。そのために、アゴを少し上げることで背中が自然な弓状になり、脚も引き上げ易くなります。こうして、「人」の字の姿の美しくきつくない「スマイルコアジョグ」®を楽しみながら始めてみましょう。

(二)「スマイルコアジョグ」®の走り方の重要なポイントを簡潔にご紹介します

五つのポイントに注意しながら、無理なく自分のペースですぐにシューズを履いて始められるポイントをご紹介します。

「笑顔で会話できるペースで走る」

①笑顔のペースでのジョギングをしましょう。すなわち、その人それぞれに合った疲れないペースで、笑顔で会話できる程度のペースを守ってください。初心者は時速三～五キロ程度のウォーキングとやや同じか、やや遅いペースでまず始めましょう。それでも、カロリー消費はウォーキングの二倍近くになります。

「足指の付け根から着地して、離地では蹴らずに後脚を伸ばす」

②「走り方」で気を付ける点としては、かつてはかかとでの着地が推奨されていましたが、かかとで着地した場合、足への衝撃が非常に強くなりますのでお勧めできません。現在は、足の指の付け根から着地する「フォアフット法」をお勧めします。なぜなら、かかと着地はフォアフット着地よりも三倍も衝撃が大きいため、足の指の付け根から着地するフォアフット着地の方がケガをしにくく、足への負担が軽く楽に長く走り続けられるポイントなのです。そして、離地するときも地面を蹴らずに後脚を伸ばすイメージで歩幅を小さくして衝撃を和らげます。

「スマイルコアジョグ」®の走り方の重要ポイント

ポイント1

笑顔で会話できるペースでジョグしましょう。

笑顔のペースでゆっくりジョギングをしましょう。初心者は時速３キロ〜５キロ程度のペースでまず走りましょう。それでも、カロリー消費はウォーキングの２倍近くになります。

ポイント4

口は開けて自然に「すーすー、はくはく」で2回目の吐くのを長めに。

より多くの酸素を取り込むために、特に吐く場合に２回目をやや強く長く吐くのを意識しましょう。

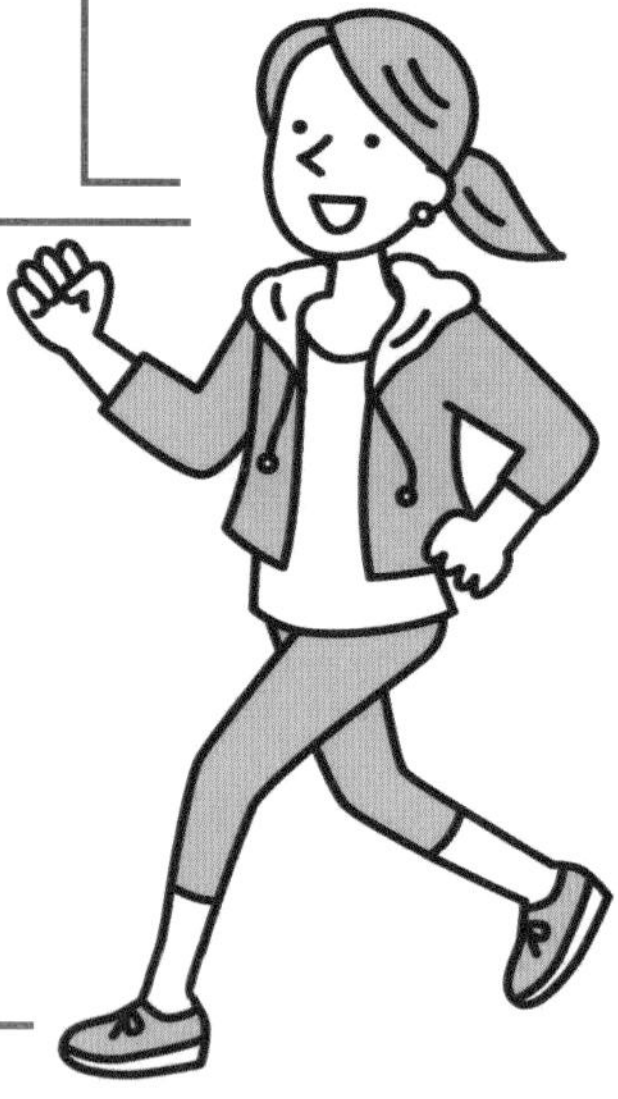

ポイント3

アゴを少し上げて胸を開き、目線は少し遠目を見ます。

アゴを少し上げることで、胸が開いて最も呼吸しやすく、背中が適度に弓状になり、脚が引き上げやすくなるメリットがあります。

ポイント2

足指の付け根から着地して、離地では蹴らずに後脚を伸ばします。

足の指の付け根から着地する「フォアフット法」が足への衝撃が少ないためお奨めです。離地するときも地面を蹴らずに後脚を伸ばすイメージで歩幅を小さくして衝撃を和らげます。

ポイント5

1日の目標はまず20〜30分から、少しずつでも良いので必ず始めて続けましょう。

まとまった時間が取れない時は、10分×２〜３回と小分けしても大丈夫です。

「アゴは少し上げて胸を開き、目線は少し遠くに」

③アゴを少し上げることで、胸が開いて最も呼吸しやすく、背中が適度に弓状になり、脚が引き上げやすくなるメリットがあります。以前は、「気を付け」の時と同様にアゴを引くように指導されるケースが多かったのですが、世界陸上選手権で日本人で初めて短距離種目での銅メダルを獲得した為末選手も、アゴを突き出すようにして走って五輪にも三大会連続で出場し世界の舞台で活躍しています。また、医療の現場でも、意識のない患者さんの救急蘇生の最初の第一手として、気道を真っ直ぐに広げる気道確保のために、アゴを上げる処置が行なわれます。このようにアゴを少し上げて、目線は少し遠方を見るようにして走ると呼吸がとても楽になります。

「口は開けて自然に〝すーすー、はくはく〟で二回目のはくをやや強く長めに」

④口は開いていれば、自然に効率良く呼吸が出来ます。呼吸は心臓とともに最適に働くように自律神経でオートコントロールされているので、「スマイルコアジョグ」®の場合、特に鼻呼吸などにはこだわる必要はありません。

また、呼吸方法も「すーすー、はくはく」という日本初の五輪マラソン選手の金栗四三先生の方法もお奨めしますが、特に吐く場合に、二回目の吐息をやや強めに長く意識して吐くことで吸気もより多くの量の酸素が入ってくるので、二回目をやや強く長く吐くのを意識しましょう。

⑤一日の目標はまず二〇～三〇分から、少しずつでも良いので必ず始めましょう。まとまった時間が取れない時は、一〇分×二～三回と小分けにしても大丈夫です。（朝、夕、夜など）

慣れてきたら一日のトータルで三〇～六〇分の「スマイルコアジョグ」®を目標として続け、週一～二回は夜の部をレスト（休息日）として、早めに就寝して疲労回復と体調管理にも努めてください。

(三) 正しい「スマイルコアジョグ」®を確実に行なうための三ポイント

正しい立ち方と同様に、正しい「スマイルコアジョグ」®を確実に身に着けるために意識しておきたいのは、「丹田」「肩甲骨」「骨盤」の三つの部位です。

①【丹田】

東洋医学のツボの一つで、へその下四～五センチメートル（指五本分くらい）の位置にあります。姿勢を正した状態で、深呼吸を深くゆっくりと行ないながら、丹田を意識し

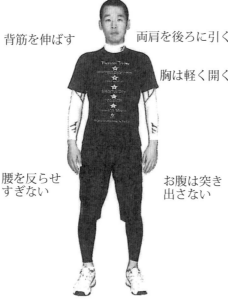

両肩を後ろに引き、胸は軽く開くようにし、少しお腹に力を入れる。

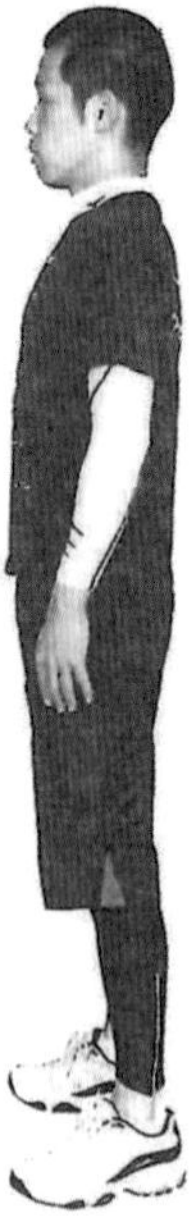

背筋を伸ばし、腰を反らせ過ぎない。

て、体の〝軸〟を意識することが大切です。丹田を意識すると自然に体の軸が安定し、正しい姿勢を保てるようになります。

そして、頭のてっぺんから足先まで真っ直ぐの柱をイメージしながら、その場でジャンプしてみて下さい。離地も着地も足の指の付け根（フォアフット）で着地します。このイメージで、「スマイルコアジョグ」®でもフォアフットで着地して走りましょう。

②【肩甲骨】

体のバランスを取るのにとても重要な役割を果たしており、さらに多くの筋肉に囲まれています。「スマイルコアジョグ」®では、姿勢を正した状態でまずひじを後ろにまっすぐ引く動作から始まります。この時、ひじを後ろに引くことで、左右の肩甲骨を意識しながら内側に寄せることが非常に重要となります。この動作が骨盤の動きを促し、骨盤に付着した大腰筋が働いて、足が連動して前に進みます。このように三つの部位が連

肩甲骨（動作の始まりに重要）

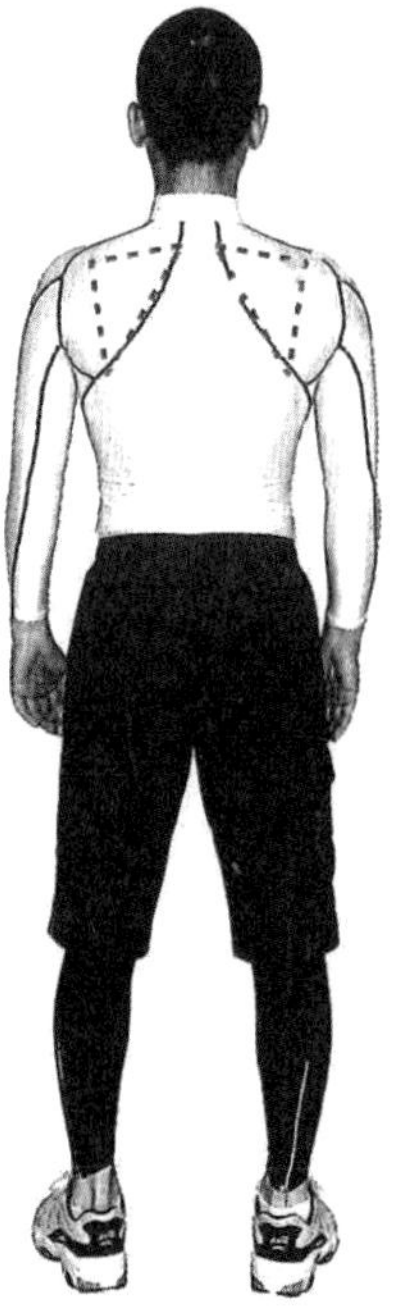

意識の仕方

背中の中心に肩甲筋を寄せるような感じにすると、背筋が伸びる。

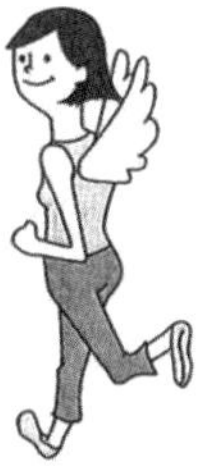

歩いたり走ったりする時は、背中の「羽」を動かすようなイメージで動作を行なうと良いでしょう。

動することで、体をスムーズに前進させることができるのです。
特に長時間のデスクワークなどで後述する「前肩・前首」となり、肩甲骨が横に広がったまま固まって動きが悪くなっているとふだん感じていたら、ジョグの時に意識してひじを思い切り後ろへ引いて肩甲骨を動かしながらゆっくりジョグしてみてください。驚くほど体が軽くなり、スムーズに進むことができます。天使の羽のイメージです。肩甲骨に羽が付いていて、それを動かして歩いたり走ったりしているとイメージすることが大切です。

尚、肩甲骨の近くには横隔膜を動かす呼吸筋があります。ジョグの時にひじを後ろに引いて肩甲骨を動かすことによりこの筋肉も動かすことができ、横隔膜が下がって深い呼吸ができるようになるため、楽な呼吸でより長く走れるようになります。

③【骨盤】

背骨と大腿骨をつなぐ非常に重要な部位で、上半身と下半身の動きを

骨盤（上・下半身を運動させる）

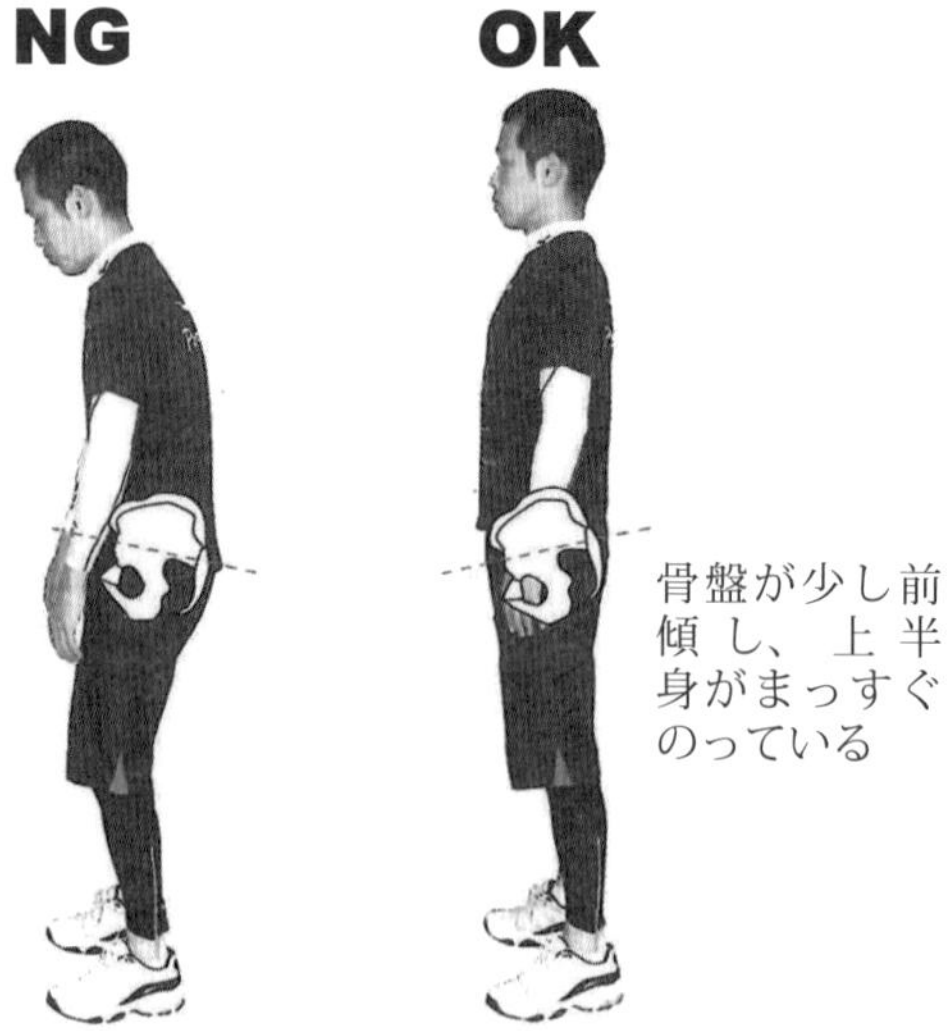
NG
OK
骨盤が少し前傾し、上半身がまっすぐのっている

お腹、お尻の力が抜け、骨盤が後傾している。腰が引けて足が上半身より前に出てしまうと、うまく骨盤が動かせない。

お腹とお尻に力を入れ、お尻を引き上げるようにすると骨盤が前傾し、骨盤がしっかり動かせる。

連動させてつないでいます。肩甲骨で始まった動きを下半身に伝えるためには、骨盤を正しく動かすことが大切です。そこで意識したいのが、骨盤を〝少しだけ「前傾」させる〟イメージです。骨盤が後傾していると、腰が引けて足が上半身より前に出てしまうため、骨盤をうまく動かすことができず、ネコ背になって疲れやすい状態になるからです。逆に、骨盤が少し前傾した状態にするためには、下腹の丹田とお尻を意識して少し力を入れ、お尻を後ろに引き上げるようにするのがコツです。これなら自然に背筋も伸びて、骨盤の上に背骨がまっすぐ乗っているのが実感できます。この姿勢で歩けば、しっかりと骨盤を動かすことができるのです。

（四）正しい「スマイルコアジョグ」®のための準備体操

正しい「スマイルコアジョグ」®を確実に行なうため、事前に体幹の筋肉にスイッチを入れる方法をお教えします。「体幹」をコントロールする筋肉は、肩甲骨の周りにある「僧帽筋」で、ここが動作の始まりとなります。体の軸をまっすぐにキープする「腹筋」、さらに骨盤を動かす時にはお腹の深部にある「大腰筋」、着地後に体全体を前に押し出すときには「大殿筋」と太ももの後ろの「ハムストリング筋」、太ももを引き上げるときや着地を受け止めるときは「大腿四頭筋」が働きます。

それでは、「スマイルコアジョグ」®の前に、これらの体幹の筋肉が眠っている状態から目覚めさせるための約二分間でできる「ラクラク準備体操」をご紹介しましょう。

●胸開き体操（肩甲骨を動かす）
体幹をしっかり使うための基本。まっすぐな正しい姿勢をつくる。
①足を肩幅くらいに開いてまっすぐに立ち、両腕を「W」の形に広げる。
②胸を開きながら、両ひじをグッと後ろに引く。この時、できるだけ左右の肩甲骨を内側に寄せる。背中の筋肉をしっかり動かすことで、僧帽筋が活性化する。
＊二〇回を一セットが目安

●後ろももスクワット（正しい骨盤前傾をめざす）
かかとを引き上げたり、体を前に押し出す推進力の元になる、後ろももとお尻の筋肉に効果がある。
①足を肩幅くらいに開いてまっすぐに立ち、両腕を正面に上げた体勢から、両手を腰に当ててスタンバイ。
②イスに腰かけるようなイメージで、お尻を後ろに突き出し、背筋を伸ばしてゆっくりひざを曲げる。骨盤を少し前傾させ、太ももからお尻にかけての筋肉も意識して動かす。

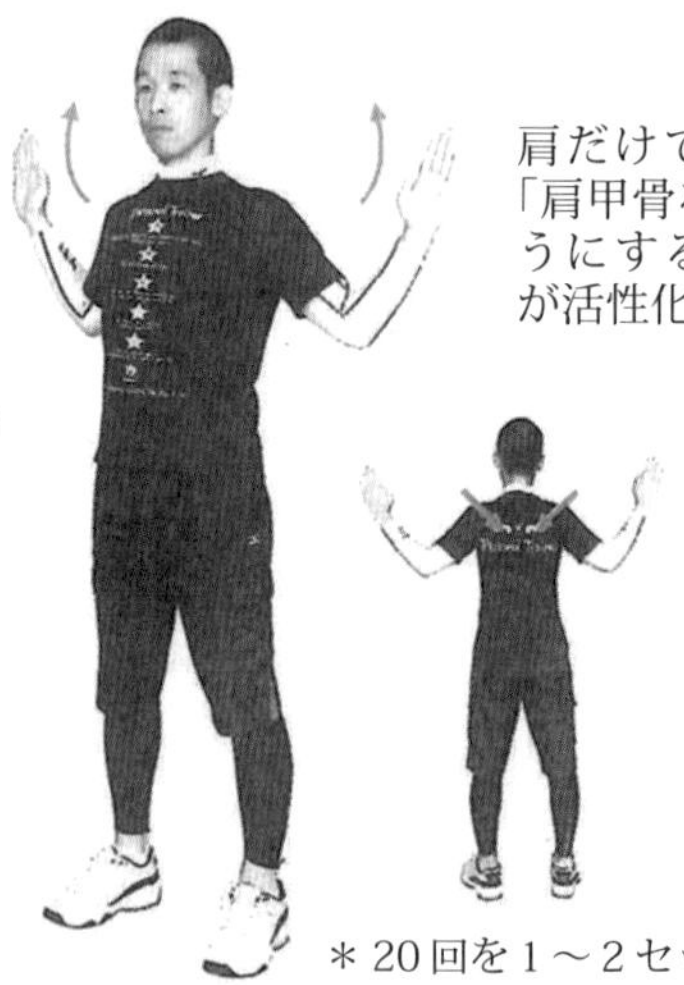

肩だけでなく左右の「肩甲骨を寄せる」ようにすると、僧帽筋が活性化する。

＊20回を1～2セットが目安。

1 足を肩幅くらいに開いてまっすぐ立ち、両腕を両外上方に上げる。ひじを引くとき、手は体の真横の位置を保つ。

2 左右のひじを曲げ、胸を開きながらひじをグッと後ろに引く。このときできるだけ左右の肩甲骨を背骨に寄せて内側に近づけるイメージで、胸を開いて、正しい姿勢をつくるよう意識する。肩だけでなく、背中の筋肉をきちんと動かすことが大切。

＊二〇回を一～二セットが目安

（ポイント）②のお尻を後ろに突き出していくときに、背中がネコ背になり丸まっていると、後ろももに刺激を与えることができないので、背筋を伸ばしていることが大事。また、ひざがつま先より前に出てしまうと、太ももの後ろ側ではなく前側に効くスクワットになってしまうので要注意。

（五）正しいフォームで「スマイルコアジョグ®」を確実に行ないましょう

前述したように、ジョグを始める時はひじを後ろに引いて、肩甲骨を内側に寄せます。肩甲骨が内側に動くと、同じ側の骨盤が自然に前に出て、その動きが下半身に伝わり、脚が自動的に前に出ます。肩甲骨の動きが下半身につながっているという感覚は、普段意識してはいないものなので意外かもしれませんが、ファッションショーのモデルさんも、胸を開き骨盤からしっかり脚

・後ろももスクワット（正しい骨盤前傾をめざす）

かかとを引き上げたり、体を前に押し出す推進力の元になる、後ろももとお尻の筋肉に効果がある。

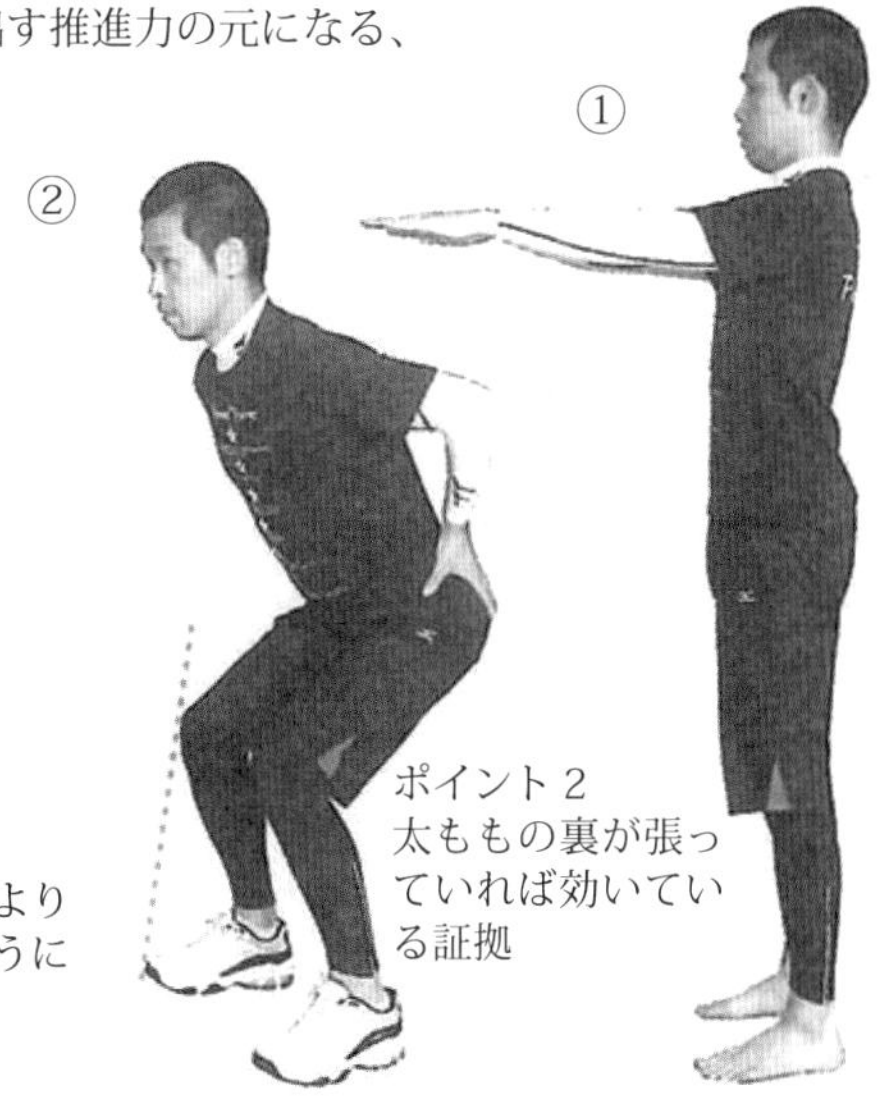
ポイント 1
前にでないように

①足を肩幅くらいに開いてまっすぐに立ち、両腕を正面に上げた体勢から、両手を腰に当ててスタンバイ。

②イスに腰かけるようなイメージで、お尻を後ろに突き出し、背筋を伸ばしてゆっくりひざを曲げる。骨盤を少し前傾させ、太ももからお尻にかけての筋肉も意識して動かす。

を動かして歩いています。これがすっきりとした背中のラインをつくるポイントで、「スマイルコアジョグ」®にも応用できるのです。肩甲骨を動かすだけで骨盤が動きなめらかに脚が出る、非常に美しい走りになります。

「スマイルコアジョグ」®で走る時、体は次の①～⑥の順番で連動したフォームで動きます。

●「スマイルコアジョグ」®のフォーム、動作の順序

① まず、アゴを少し上げ、目線はやや遠方に定め、胸を開き背筋を伸ばす。

② ひじを後ろに引いて、肩甲骨をしっかり内側に動かす。

③ 肩甲骨が自然に内側に寄る動きにより、この動作が背中から腰に伝わり、ひじを引いた側の骨盤が自然に前に出る。

④ 骨盤の動きが伝わり、脚が前に出る。

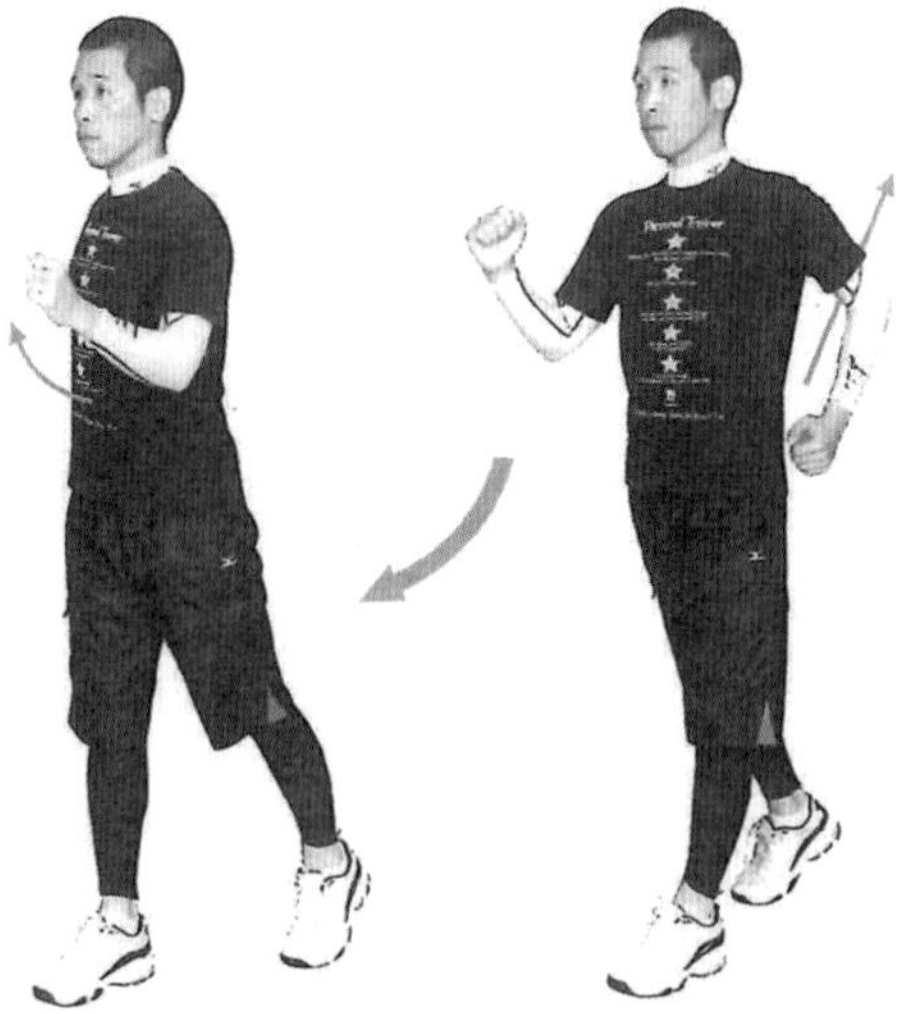

・腕は脇を締め、まっすぐ後ろに引く。

・腕を後ろにしっかりと引くことで、足が前に自然に出る。

⑤　足指の付け根から着地する「フォアフット着地」で地面につき、着地時に上半身をしっかりとまっすぐに脚の上に乗せるイメージを持つことが大切。

⑥　離地では地面を蹴らずに後脚を伸ばすイメージで、歩幅を小さく小走り気味にして足の負担を和らげる。

(六)「スマイルコアジョグ」®、正しいフォームで走るための二つの重要なポイント

①腕振り

腕は前に振るのではなく、「まっすぐに後ろに引くこと」を意識してください。体から離れすぎないようにまっすぐに引くことで、二の腕や背中の筋肉も鍛えられ、肩甲骨にその動きが伝わるのです。肩が上がらないように、力を入れすぎないことも大切です。脇を締め、まっすぐ後ろに引き上げること。前は自然に、後ろはしっかりと引くことを意識して、後ろに七、前に三の割合で振ってください。

②着地

足は前述の通り、足の指の付け根あたりで着地するフォアフット法をお勧めします。「かかとから着地」すると、体重の三倍以上も強いストレスが足にかかります。

靴は、着地の衝撃を吸収する軟質なゲル状素材入りの靴底や、厚底でクッション性のある足に合っ

た良い靴を選ぶことが大事です。着地時にはおへその四～五センチメートル下にある東洋医学のツボの一つ「丹田」を意識して、軽く力を入れます。腹筋全体に力を入れるのではなく、丹田を意識するだけで十分です。そして、足の上に上半身をまっすぐ乗せるような着地を心がけると、体幹の筋肉を有効に使うことができて、効率よく楽に前に進むことができます。

(七)「スマイルコアジョグ」®による嬉しい多くのメリット

①眼と体に取り込まれる酸素量が増え、血流も良好になり、眼圧も下降することで緑内障、さらに糖尿病網膜症、加齢黄斑変性などの予防と進行抑制などに有用です。

②「歩き」よりも約二倍も効率的なカロリー消費によるダイエット効果と肥満防止にも有用で、メタボリックシンドロームの予防に役立つだけでなく、ウエストもくびれてスタイルも改善され、腸能力も向上して便通の良好化の効用も期待できます。

③血糖値が下がり、糖尿病の予防と悪化を防ぐのにも有用です。「スマイルコアジョグ」®を継続することによってインスリンの効きが良くなり、血糖値が速やかに下がり、糖尿病の予防と悪化防止にも役立ちます。

④血圧を良好に保ちます。「スマイルコアジョグ」®によるニコニコペースの運動を継続することにより、血圧も正常域に下がり、眼と全

身の血管の動脈硬化の進行も抑えられ、眼底出血を防ぎ、脳卒中や心筋梗塞などの予防にも有用です。

⑤善玉コレステロールが増えます。

ニコニコペースでの「スマイルコアジョグ」®などを継続することにより、善玉コレステロールが増え、高コレステロール血症の予防と悪化防止にも有用なことがわかっています。

⑥無理なく長く継続することにより、抗酸化力と免疫力が高まり、眼と体の成人病を防ぎ抑えます。

「走り」よりも活性酸素の発生が格段に少なく、その「ホルミーシス効果」により、眼と体の抗酸化力と免疫力の向上により、緑内障や加齢黄斑変性などの眼病や癌などの発症や進行のリスクを抑えることができます。

⑦認知症を予防し、脳の働きがよくなります。

ニコニコペースでの「スマイルコアジョグ」®を続けることにより、これらのリズミカルな運動が大切な記憶に関わる脳の前頭葉の「海馬」の細胞を増加させ、認知症の予防にも役立ちます。

このように緑内障だけでなく眼と体の病気を予防し進行の抑制にも有用な「スマイルコアジョグ」®を無理なく継続し、皆様が多くの効用による福音を享受されることを願っています。

（八）「スマイルコアジョグ」®を実施する際の注意点

屋外で「スマイルコアジョグ」®を実施する際の注意点として、太陽光の有害光から眼を護《まも》るため、紫外線だけでなく、ブルーライトもカットする薄い黄色からオレンジ色の保護用機能カラーレンズを入れた眼鏡を装用し、出来るだけツバの広い帽子を着用して眼を護《まも》ることが大切です。

ただし、サングラスもファッション用グラスと品名に書いてあるものは、ＵＶカットやブルーライトをカットする機能がついていないので要注意です。

しかも、ＵＶカットのレンズでもＵＶＢだけしかカットしない商品が大半を占めています。これでは白内障や加齢黄斑変性になる危険を増やしてしまうだけなのです。

このため、ＵＶＡとＵＶＢを共にカットし、表示が紫外線透過率〇・一パーセント以下であるとともに、薄い黄色からオレンジでブルーライトも同時にカットする商品をお奨めします。同時にフレームについても、側方から日光が入って眼を障害する可能性を防ぐため、ゴーグルタイプで横も覆える商品がお奨めです。

オーバーゴーグルのサングラスの例

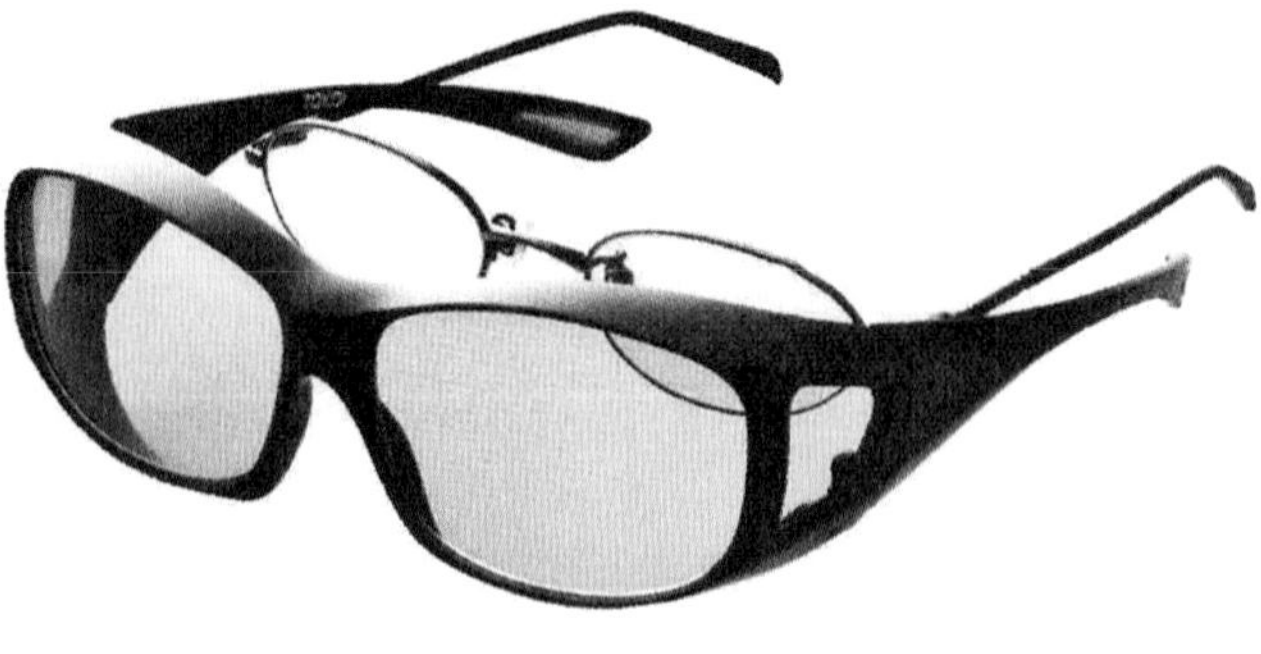

また、眼鏡を使用している方は、眼鏡の上から紫外線とブルーライトを同時にカットできるオーバー

ゴーグルのサングラスも市販されていますので、「スマイルコアジョグ」®の際に装用して眼の保護にも努めることを推奨します。

血流障害を改善する「土俵入り体操」®！

眼精疲労の原因としてよく指摘されるのが、パソコンやスマホの画面などを長時間見続けることで起きる肩甲骨周囲の筋肉の硬直です。画面を覗き込むことで「前首《まえくび》・前肩《まえかた》」、つまり首も肩も前方に出て「C字型」の猫背姿勢になっています。しかも私たちの頭部の重さは五～一〇キログラム。姿勢が悪いと、頭の重量を首や肩の筋肉だけで支えることになり、それがひどいこりと眼精疲労をもたらします。この場合、単に肩がこっているというよりも、むしろ肩甲骨周囲のいくつもの筋肉の硬直に主な原因があることが非常に多いのです。

肩甲骨とは、背中の上部にある三角形の平たい骨です。体幹部の骨とは直接つながっておらず、僧帽筋や肩甲挙筋、菱形筋《りょうけい》といった周囲の筋肉によって、宙づりの状態になっています。そこで、肩甲骨を大きく動かすことによって、それを支える筋肉の血流が促されます。蓄積されていた乳酸などの疲労物質も速やかに排出され、肩や首のこりが解消していくのです。その結果、首や後頭部から脳へ通じる血管の血流状態もよくなり、眼の周囲の血流改善へとつながります。すなわち、肩甲骨周囲を動かすことで、緑内障の進行を抑えたり、眼精疲労など眼にまつわるさまざまな不調の解消にも役立つのです。

肩甲骨周囲の筋肉も大きく動かしながらの「スマイルコアジョグ」®は、全身の血流を改善するのにとても良い運動ですが、さらに肩甲骨に焦点を絞って動かす、効果的な体操をご紹介します。名付けて「土俵入り体操」®です。

【「土俵入り体操®」のやり方】

①まず、足幅を肩幅より少し広めにして立ちます。そして、大きく息を吸いながら、顔の前で拝むように両手の手のひらを合わせます。このとき、背すじを伸ばし、両ひじをできるだけ合わせるようにします。

②両手を合わせたまま、頭上へ持ち上げます。両ひじは、できる範囲までくっつけたまま上げていきます（肩甲骨をできるだけ上へ持ち上げるイメージ）。限界まで持ち上げたら、その高さを維持しながら、両側に開きます。このとき、肩と胸を大きく開くようにします（肩甲骨を寄せるイメージ）。

③胸と手を左右に大きく開いた姿勢をそのまま維持しながら、手と腕を上下に動かします。特に、手を下へ動かすときは、肩甲骨を寄せ、引き絞るようにイメージしてください。この手の上下動を三回ほど繰り返します。

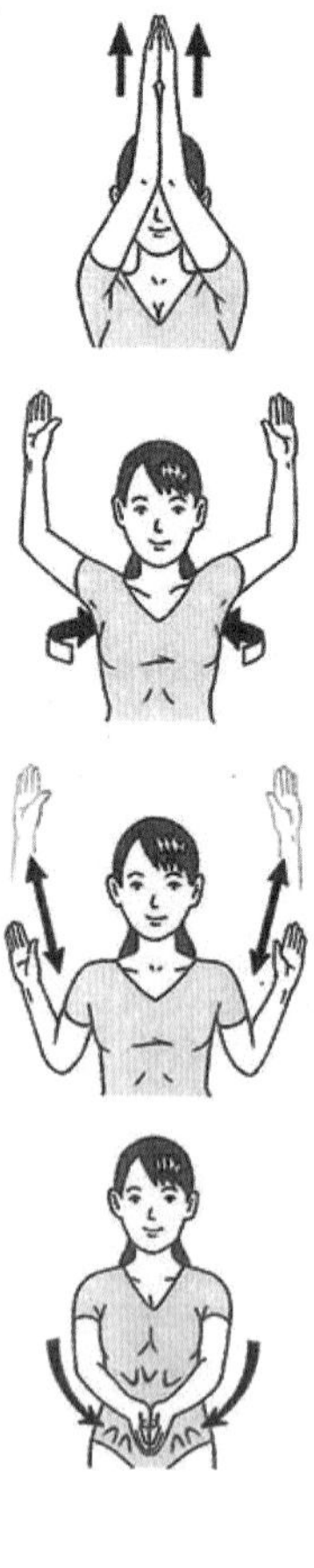

①両ひじをできるだけくっつけ、両手を限界まで持ち上げる。

②高さを維持しながら、肩甲骨を寄せつつ両側に手を大きく開く。

③その形を維持し、腕を上下動させる（下げる際に肩甲骨を寄せる）。

④わきを締めながら手を下ろし、へその辺りで両手を合わせる。

④次に、わきを締めながら手を下ろし、へその辺りで打つように手を合わせ、最初の姿勢に戻ります。

ちょうど、大相撲の力士が土俵入りをするときの手の動きに似ています。呼吸は、手を上へ動かすときに深く吸い、下へ動かすときにゆっくり吐くのが基本です。この一連の動きを一セットとして、一度に三セット行なうことを目標としましょう。

また、仕事の合間など時間のないときに行なう、さらに簡便な方法もあります。

両手の指を組み合わせ、深く息を吸いながら頭上へ持ち上げます。そこで手のひらを返し、天に向けて伸ばします。手を伸ばし切ったらまた手を組み合わせ、ゆっくり息を吐きながら両手をさらに二～三回後方に反らします。すると、肩甲骨の周囲の筋肉に対し、有効な刺激を与えることができます。

このようにして、「土俵入り体操」®を日常の生活習慣に取り入れて、肩甲骨周囲の筋肉をまめに動かしながら、眼と全身の血流を改善し、緑内障の予防と進行の抑制、そして、眼精疲労など眼に関わるさまざまな不調の解消に役立ててください。

⑥緑内障に効く東洋医学実証の経絡ツボ療法

血流改善と眼圧下降に有効なツボのマッサージ

ツボの位置を知ろう

緑内障は、その人の眼が耐えうる以上の眼圧により、視神経が傷害される病気です。

「緑内障」とはどんな病気？　の中でも述べた通り、近年の日本緑内障学会の調査でも、四〇歳以上では一七人に一人（約六パーセント）、七〇歳以上では一〇人に一人（約一〇パーセント以上）が緑内障にかかっていると判明しています。しかも、そのうち七二パーセントもの人が、眼圧が正常範囲内にある「正常眼圧緑内障」だということが分かって大きな問題となっています。

この正常眼圧緑内障は、眼とその周囲の血流の悪化も一因だと考えられるようになってきました。その根拠として、この病気はしばしば偏頭痛、首肩凝り、低血圧や高血圧の過剰治療、冷え症の女性、強めの近視などのかたに、そのリスクが高いことが挙げられます。これらの症状の多くが、血流障害と関係している点からも、正常眼圧緑内障が眼とその周囲の血流障害、あるいは酸化ストレスなどによるものと推察されているのです。

そこで、その改善法の一つとして眼の血流を良くするという治療法が、古来より伝承されています。実際に、緑内障では視神経の血流が低下している部位と視野障害のある位置が一致していることが知られており、薬物治療のみでは下がらなかった眼圧が、毎日ツボの刺激を続けて併用して血流改善を図ることで眼圧が下がったり、視野障害の進行が抑えられたとの成果も数多く報告されています。日ごろから眼に関わるツボを刺激することを心がけて、眼病の予防や進行を抑えたいものです。

一．後頭部のツボ

私たちの首や後頭部には、脳につながる頚動脈や椎骨動脈などの血管が密集しており、視中枢も後頭葉にあることから後頭部のツボを刺激することで眼と脳の血流が促され、眼圧の下降と眼精疲労の解消などが期待できます。

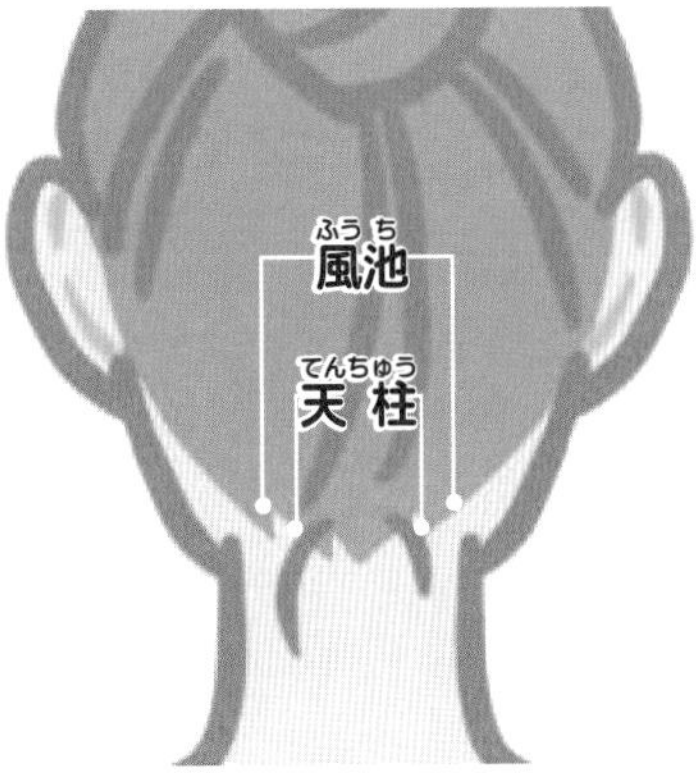

・天柱《てんちゅう》
首の後ろの太い筋肉の外側で、髪の生え際のくぼみにある眼の特効ツボです。

・風池《ふうち》
天柱の指一本分外側にある眼の特効ツボです。

［ポイント］天柱と風池は、眼とその周囲の血流を促進させ、多くの眼病や眼精疲労の改善に特に有効なツボです。天柱や風池をもむコツは、両手の親指をそれぞれツボの位置に当て、残り四本の指で後頭部を大きくつかみます。親指でツボを押しながら、同時に残りの指で後頭部をつかみもみする感じで行なうと、眼や頭頂部の血流がとてもよくなります。ツボを押す際の呼吸法のコツは、息を吐きながら五秒間ゆっくりと押し、息を吸いながら力を緩めて各五回ずつ行なってください。

・項陽点《こうようてん》

後頭部の骨の出っ張りとぼんのくぼを結んだ線の中間点から、左右五ミリ離れた二ヵ所です。両手の人差し指と中指をそろえて横向きに当て、ゆっくり左右にスライドさせるように五〇回マッサージします。

その後、続いて上下にスライドさせるように五〇回マッサージします。

眼科からの点眼薬などでの治療に加えて、この項陽点と後述

首さすりのやり方

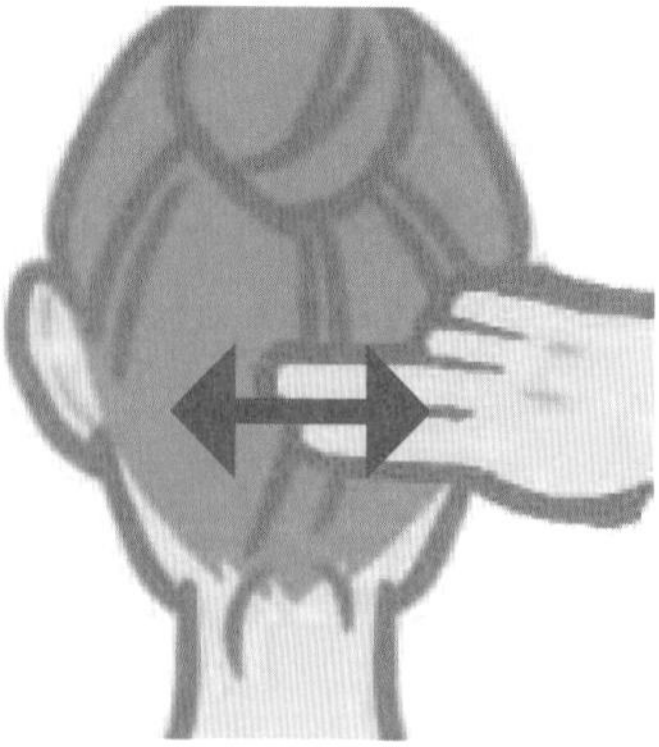

【項陽点《こうようてん》の場所】

後頭部の骨の丸い出っ張りと、ぼんのくぼの真ん中を起点とする。その起点から左右５㎜離れたところの２ヵ所。

【やり方】

①起点に両手（人差し指・中指）を付けて横左右に少しスライドさせるようにマッサージする。

②縦方向に少しスライドさせるようにマッサージする。

する眉頭（攢竹）のマッサージを併施することで、房水の流れがスムーズになり緑内障の進行を食い止めるのに有効であった症例を当院（むらかみ眼科クリニック）でも数多く経験しています。

二．眼の周りおよび顔のツボ

（注意点）

血液や房水の流れを促すツボは、「膀胱経《ぼうこうけい》」という経路上にあります。

その中でも特に眼の周りや顔のツボは、目に直結しているため効果が出やすいのですが、絶対に強くこすらず消しゴムを使うとき程度の力でツボ押しを行なってください。また、決して眼球自体を押さないようにご注意ください。

・攢竹《さんちく》

眉頭の内側にあるくぼみです。ここは眼の血流や房水の流れを促すスイッチのような役割を持つ急所で、緑内障の特効ツボです。後頭部のマッサージの後に、両手の人差し指で上下左右に五〇回ずつマッサー

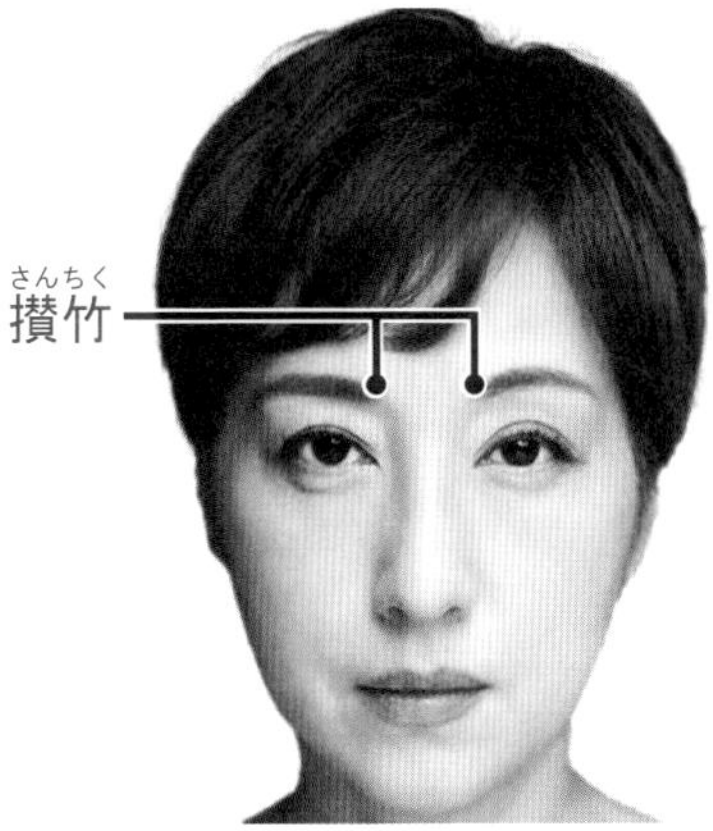

眉さすり

【攢竹《さんちく》の場所】

眉頭をさわって少しへこんだところ

【やり方】

①両手の人差し指の腹を攢竹に当てる。

②上下に細かく揺らしながらさする。1秒に1回のペースで、1分間行なう。

ジします。

二〜三週間ほど続けると、眼圧の下降や血流の改善に好影響が期待できます。眼科から点眼薬を処方されている人は、点眼薬をさしてから閉眼したまま指でのマッサージを行なうと効果的です。点眼薬が二剤ある場合は、一回目と二回目の点眼の合間に行なうと点眼薬の眼内への吸収が促進されるのでお奨めの方法です。

尚、ツボ治療を併施して眼圧が下がったからといって、油断して眼科の治療を中止したり点眼薬を止めたり決してしないでください。ツボマッサージは、あくまでも点眼薬の効果を高めるための補助的な役割をすると考えて、毎日気長に長く続けていきましょう。

・眉中《びちゅう》

眉の真ん中にあります。緑内障や糖尿病網膜症、黄斑変性、網膜色素変性症に有効な眼のツボです。両手の人差し指と中指で左右に細かく揺らしながら一〇秒ほどマッサージします。

・陽白《ようはく》

眉中の真上で、眉の上縁から親指の幅一本分上にある緑内障と白内障に有効なツボです。

眉中と同様に手の人差し指と中指で左右に細かく揺らしながら一〇秒ほどマッサージします。

・晴明《せいめい》

目頭の内側の骨のくぼみにある緑内障や白内障、黄斑変性など多くの眼病に有効な眼の基本ツボです。両手の人差し指を当てて、上下に細かく揺らしながら一〇秒ほどマッサージします。

・太陽《たいよう》

こめかみの近く、目尻と眉尻を結んだ縦線の真ん中から外に指二本分ほど離れたくぼみにある緑内障、白内障や眼精疲労など多くの眼病に有効な特効ツボです。両手の人差し指と中指で、左右に細かく揺らしながら一〇秒ほどマッサージします。

・承泣《しょうきゅう》

瞳の真下の骨の縁にある緑内障と共にドライアイや眼精疲労などに有効な特効ツボです。両手の人差し指と中指で左右に細かく揺らしながら一〇秒ほどマッサージをします。決して眼球を直接こすらないようにしましょう。

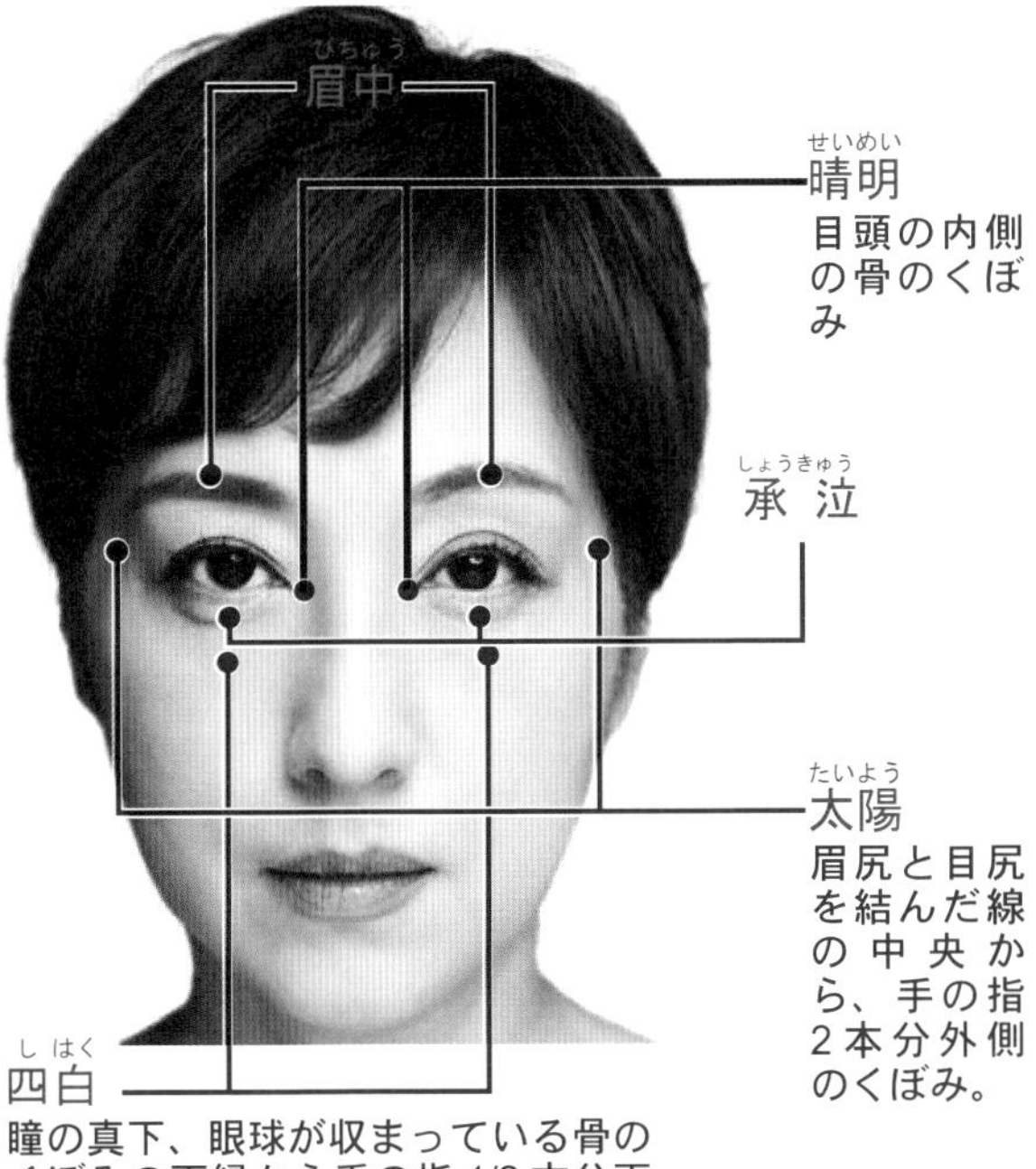
眉中《びちゅう》
晴明《せいめい》
目頭の内側の骨のくぼみ
承泣《しょうきゅう》
太陽《たいよう》
眉尻と目尻を結んだ線の中央から、手の指2本分外側のくぼみ。
四白《しはく》
瞳の真下、眼球が収まっている骨のくぼみの下縁から手の指 1/2 本分下がったところ。

・四白《しはく》
瞳の真下の骨の縁から指二本分下の頬骨がくぼんでいる地点にある緑内障、白内障の他、多くの眼病に有効な眼の基本ツボです。息を吐きながら人差し指で上に押し上げるように五秒ほど押し、息を吸いながら力を抜きます。これを五回くり返しましょう。

これらのツボを全体で五～一〇分ほどかけてもむようにマッサージします。押すと気持ちのよい痛みが感じられるツボがあれば、そこは時間をかけて押してください。それ以外のツボは五～一〇回ほどを目安に押すとよいでしょう。ただしツボ刺激の際、決して眼球自体を押さないように注意しましょう。

三、眼に関わる手足の基本のツボ

ツボに対して垂直に指を当て、息を吐きながらゆっくり（五秒間ほど）押して、息を吸いながら指を離します。これを五回くり返しましょう。

・合谷《ごうこく》（手指のツボ）
親指と人差し指の骨が交わる場所の人差し指側にあります。ここを押すこと

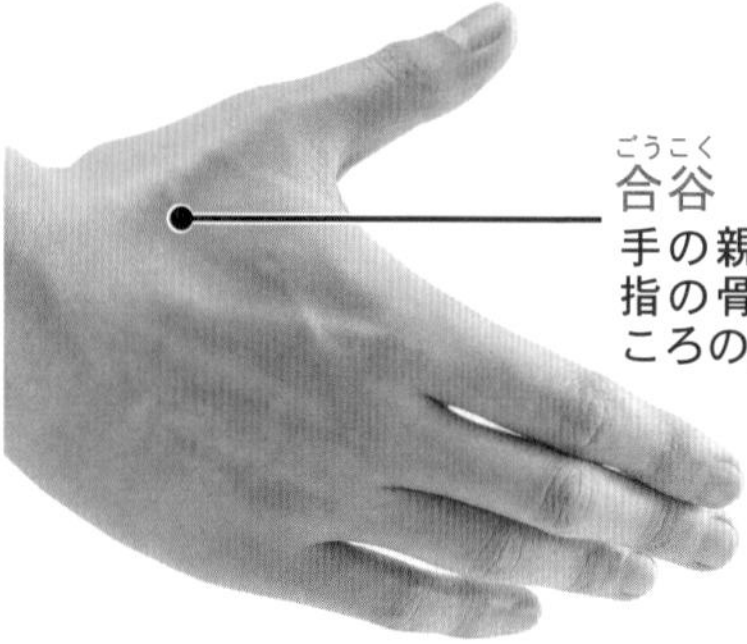
合谷《ごうこく》
手の親指と人差し指の骨が交わるところの人差し指側。

で、眼と全身の気の流れが良くなります。

・養老《ようろう》（手首のツボ）

手首の外側にあるくるぶしのような骨の突起の下のくぼみ。このツボに関しては、親指の腹で三秒間隔で押したり力を抜いたりを一〇回程くり返します。一日三回を目安に、両手に行ないましょう。

眼の疲れやかすみ眼に即効的な効果のあるツボの一つといわれ、その名の通り、アンチエイジングのツボとしても注目されています。

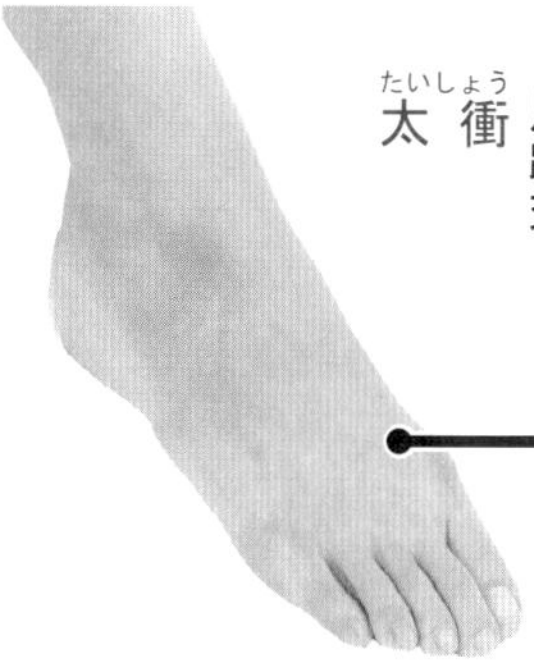

・太衝《たいしょう》（足の甲のツボ）

親指（拇趾）と人差し指（第二趾）の骨が交わる谷間にあります。このツボも眼と全身の気の流れを促進します。

・光明《こうめい》（脚のツボ）

「養老《ようろう》」刺激のやり方

●探し方

手首の小指側の下にある、くるぶしのような骨の突起の下にある骨と骨の間のくぼみ。押すとズーンと響く。両手首にある。

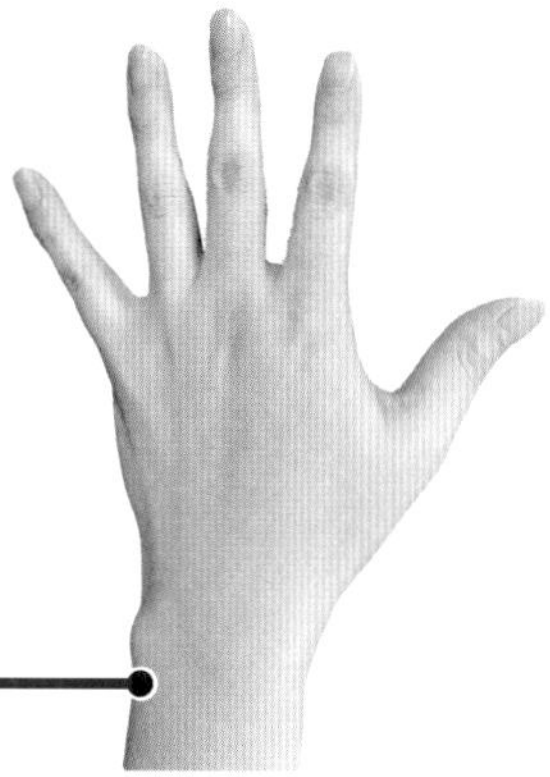

外くるぶしの少し上、ひざを折り曲げたときの曲がった地点から外くるぶしまでの距離を三分割して、外くるぶしから三分の一の場所の少し下にあります。外くるぶしから続く骨の後ろ側の縁辺りです。このツボを押すと痛気持ちいいのですぐに分かります。

昔から眼病の特効ツボとして知られ、「眼に光明をもたらす」ということからこの名が付けられたのが由来です。

眼の周りの血行をよくする「おしぼり温タオル」

緑内障をはじめとする眼病の大きな原因の一つとして、血流の滞りを何度も指摘してきましたが、実際に緑内障の患者さんの非常に多くの方に「まぶたやその周辺が冷たい」という東洋医学での「冷え」の現象が見られるのです。

眼の血流が悪化すると、房水の流れも停滞してしまうので、眼圧が高くなりやすいのです。さらに、血流の悪化により視神経や網膜への酸素や栄養の供給も少なくなって働きが悪くなり、緑内障の進行が憂慮されます。

また、まぶたが冷えて眼の周りの血流が滞ると、涙の質が悪くなる怖れも出てきます。涙には、眼の表面を薄い油の膜で被って涙の蒸発を防ぐ役割をする「油層」がありますが、血流が悪くなると涙の油分が固まり、睫毛の内側に並ぶ油の分泌腺（マイボーム腺）が詰まってしまいます。そうなると、油層が薄くなって涙の質が低下するのです。

すなわち、涙の上層部を占める油の層である油層が薄くなると、涙を眼の上に留めておくことが困難になり、涙が蒸発しやすくなるためにドライアイの原因になったり、緑内障の人では点眼薬の効き目が低下することにもなります。緑内障の進行を抑え、涙の質をよくするためにも、眼を温めて血流をスムーズにすることが大事なのです。

そこで、前述のツボ刺激を行なう前に、眼の周囲や後ろ首の部位に適温の蒸しタオルなどを当てて、温めてから行なうとより効果的に眼とその周囲の血流の改善が期待でき、お奨めの方法です。

「おしぼり温タオル＝目枕」の方法

「緑内障を予防し、進行を防ぐ生活術とは？」のページでもご紹介しましたが、温タオルの温度は人肌よりもやや熱いと感じる約四〇℃～四一℃が適温です。タオルをよく絞って、顔の上半分を覆うくらいの大きさにたたみ、両目の上にできれば五分から一〇分間ほど温タオルを当ててください。最近は、適温で心地良い湿熱の「蒸気でホットアイマスク®」という商品も市販されており、手軽な上に効果が約二〇分も持続し有用です。

多忙で時間がない人でも、三分間程度を一日二～三回行なえば、一〇分間のおしぼり温タオルと同等の効果が得られます。朝昼晩の食後など、時間を決めて行なうと習慣づけがしやすいでしょう。特にスマホを長時間見続けたり、パソコン作業やデスクワークを長時間行なう人は、眼の負担がかなり大きく非常に疲れやすいので、作業などの合間にこまめに行なうとより効果的です。

どうしても時間がとれず、一日一回のみ行なう場合には、入浴時にお風呂のお湯を使って行なえば簡単に温タオルが作れます。その上、入浴時は自律神経中の副交感神経が優位になるので、心身がさらにゆったりとリラックスでき、房水の分泌もよくなります。リラックスするという点では、就寝前に布団やベッドの上で使い切りできる「蒸気でホットアイマスク」®などのホットアイシートを使用するのもお奨めです。深呼吸をしながら行なうと効果がさらに高まり、心地良く深い眠りを誘う効果もあり、お奨めの方法です。

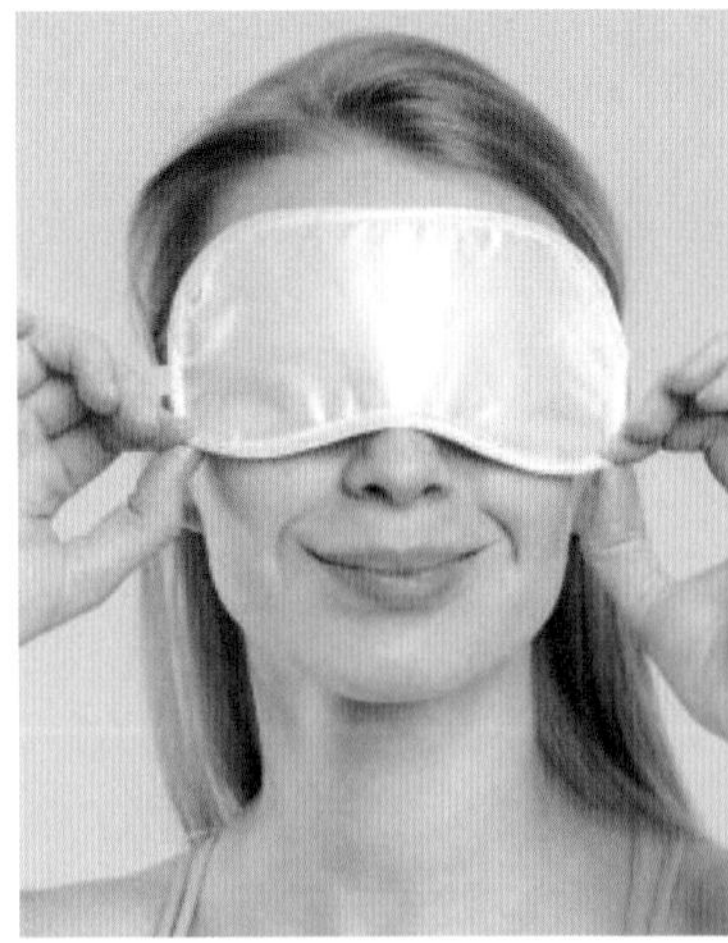

⑦緑内障治療に効く正しい目薬のさし方

緑内障治療の第一歩は「点眼薬」治療

私たちの視野は、加齢とともに少しずつ狭くなっていきます。ところが、緑内障の場合は視野の低下が早めに進行し、自身でようやく気が付くころには視覚障害に陥っていたというケースも少なくありません。脳が視野の見えにくい部分を補う作用をするために、最初のうちは自身では気が付かない場合が多いからです。このため、眼科での定期的な受診を心がけて、早期発見と治療を継続することが最も大事です。

早期に緑内障と診断されて、眼圧を適正にコントロールする治療を続ければ、その後の進行が抑えられます。米国の眼科学会の調査でも、眼圧をコントロールする治療を行なうことで、加齢による視野の低下と同

正常眼圧緑内障における眼圧下降治療の効果

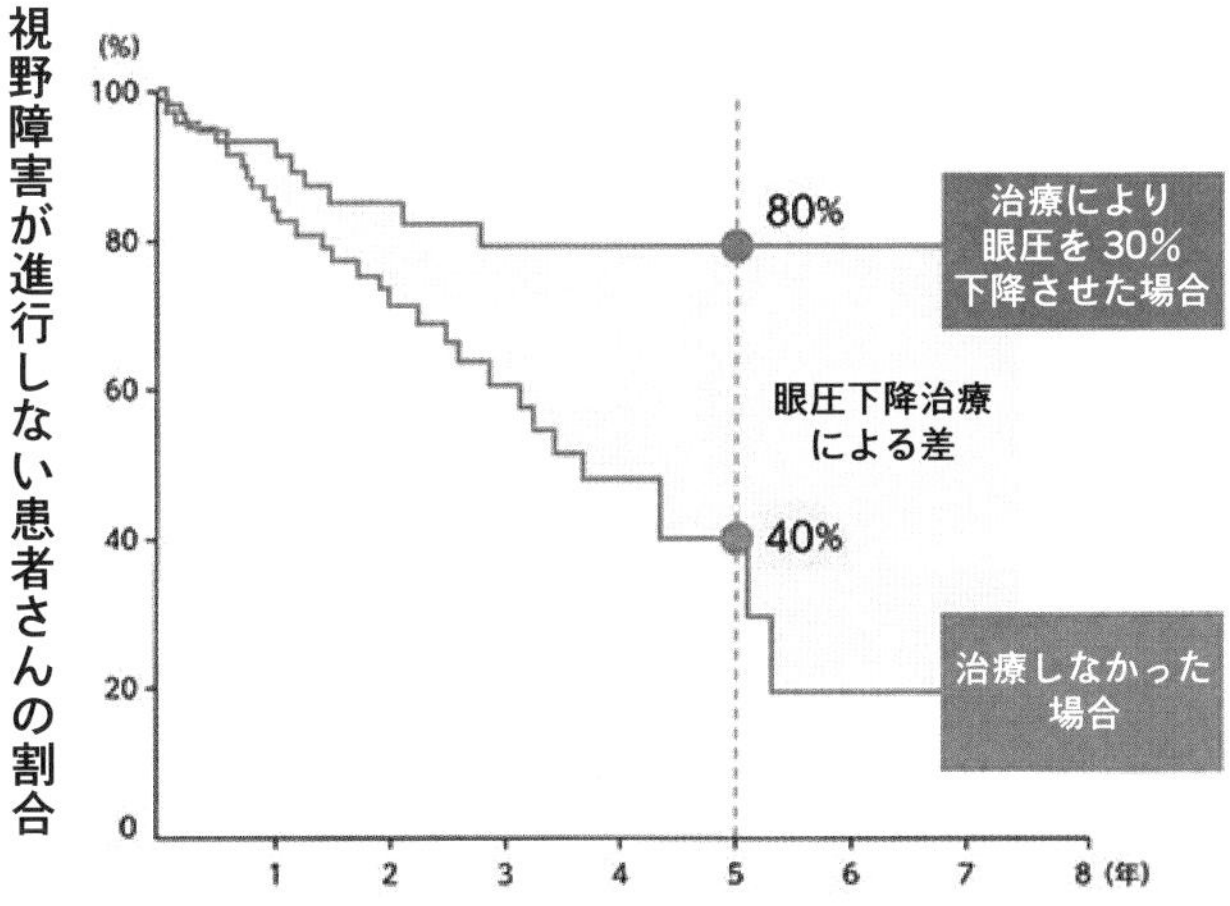

出典 :Collaborative Normal-Tension Syudy Group:Am J Ophthalmol,126(4).498(1998) より改変

程度にまで進行が抑えられると報告されています。

　視神経は、眼圧が高いほど傷つきやすくなります。一度傷ついてしまった視神経は、残念ながら元に戻ることはないので、緑内障の病気の進行を防ぐためには適切な治療を続けて、眼圧を少しでも下げることが重要なのです。

　治療法としては、著者も正会員として所属する日本緑内障学会の「緑内障診療ガイドライン」に準じ、主に点眼薬による薬物治療が主体で、併用療法や代替療法としてレーザー治療が実施され、さらに眼圧下降が必要な場合などに手術を追加して実施する治療法が一般的に行なわれています。緑内障の種類や患者さんの状態で、それぞれに適した治療が行なわれますが、一般的にはまず第一に点眼薬による治療の継続が中心となるわけです。

「正常眼圧緑内障」でも、眼圧下降治療は有効

眼圧が正常範囲内（一〇〜二〇㎜Hg）にあるにもかかわ

一般的な緑内障の治療方針

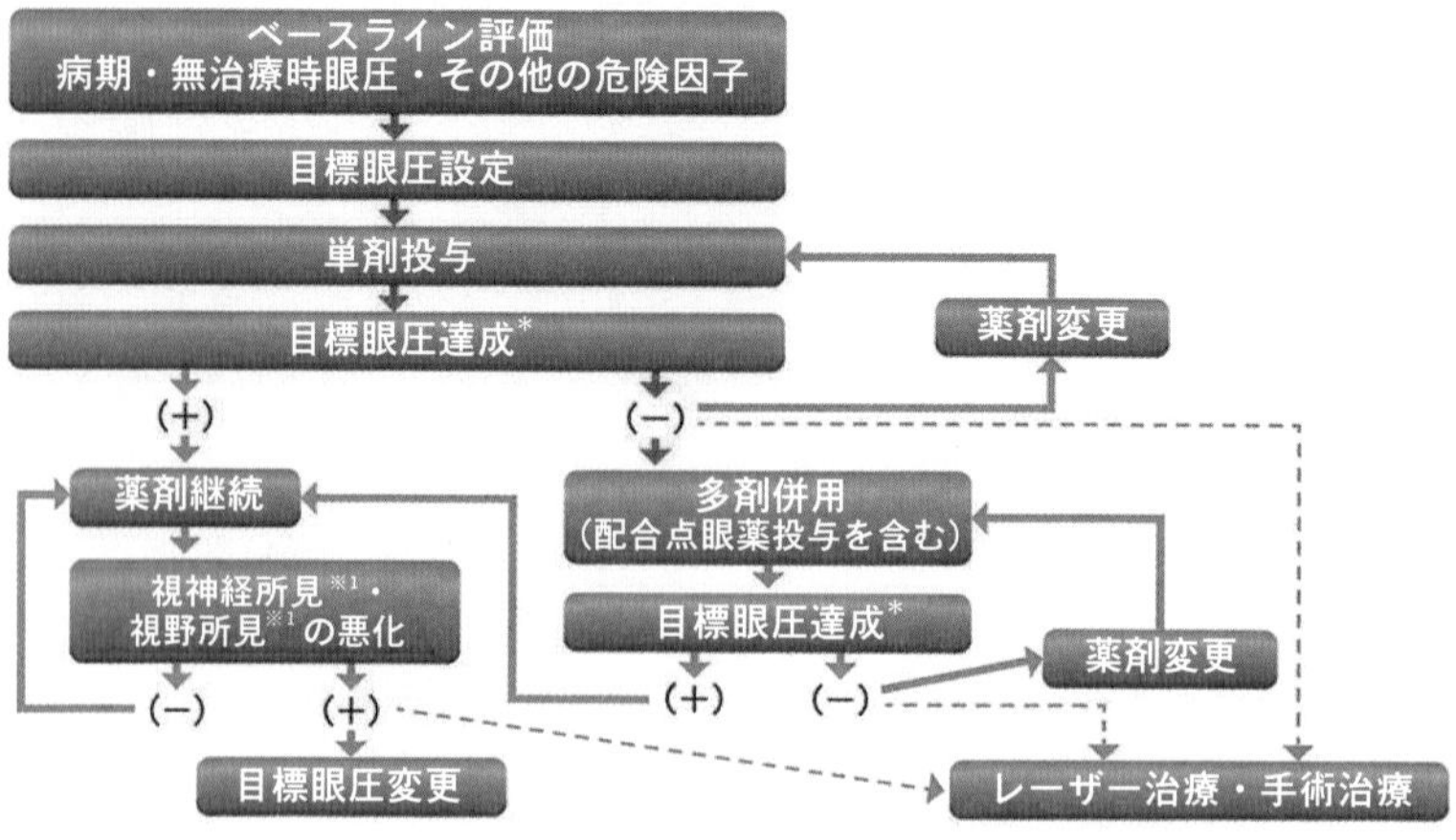

＊副作用やアドヒアランスも配慮する　※１所見：見た上での判断や見解のこと

緑内障ガイドライン第４版．日限会誌．122 巻．1 号 P11 より改変

らず、視神経が弱いなどの理由で視野が欠けていく「正常眼圧緑内障」の場合でも、眼圧を下げる治療を行なうことで、視野障害の進行を抑えることができます。眼圧を一㎜Hg下げると、緑内障の進行リスクが一〇パーセント低下するということが分かっています。

日本人では、眼圧の高い人の数は少ないのですが、眼圧が高くなるほど視野異常が見られる人の割合は高くなります。ですから、高眼圧症の患者さんに対する眼圧下降治療は、緑内障への移行による発症を低下させるといわれています。

眼圧ごとの視野異常の割合

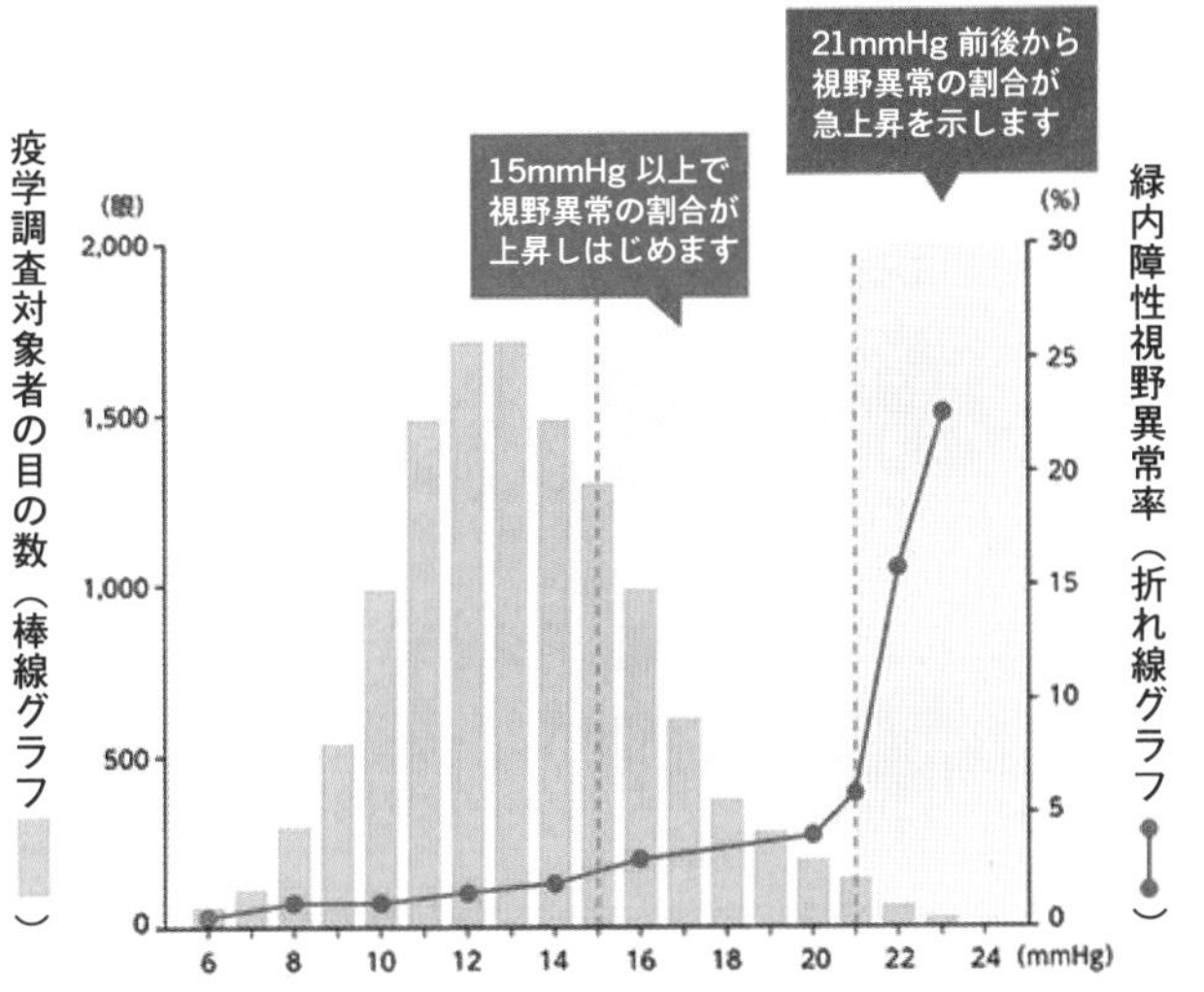

※眼圧の正常範囲は 10 ～ 20mmHg

出典：塩瀬芳彦 他：あたらしい眼科 .8(4).509(1991) より改変

間違ったさし方で、緑内障を悪化させないために

緑内障の治療は、治療前の眼圧（ベースライン）を測定し、ベースラインの眼圧と共に緑内障の進行度や各危険因子（視野障害の進行度、年齢、強めの近視、家族歴、頭痛、冷え性、低血圧など）を勘案して目標眼圧を設定し、通常一種類の点眼薬から始めます。目標眼圧に対して眼圧下降効果が充分でない場合には、

薬を変更したり二種類の薬を配合した「配合剤」や二～三種類の点眼薬を順次併用したりして治療を継続していきます。点眼薬には「房水の産生を抑える薬」と「房水の排出を促す薬」があります。これらの薬で房水のバランスを調整して眼圧を下げるのです。

ところで、点眼薬をさすときに間違った使い方をしている人が、意外に多いということをご存じでしょうか。せっかくの点眼薬も、使い方を誤ると副作用の原因になります。さらに、薬の効果が発揮できず非効率になってしまい、一本で済むはずだった点眼薬がもっと必要になって医療費もかさむということにもなってしまいます。

比較的多い間違ったさし方の例

一．点眼薬をさした後にまばたきをしていませんか？

まばたきをすると、涙と一緒に点眼薬も流れ出てしまい効果が下がります。また、流れ出た薬が、まぶたなど眼の周囲に附着してしまい、まぶたの炎症などの副作用を起こしてしまう恐れもあります。さらに、眼から鼻へと抜ける鼻涙管を通して、目薬が体内に吸収される可能性もあります。

二．点眼薬をさすときは、一回に一滴で充分に行き渡るようになっています。

二滴以上さすのは、ただ溢れてしまうだけで、すでに述べた通り、眼の周囲のまぶたがただれたり黒ずんだりする副作用が出ることがあります。

三．眼薬の容器がまぶたや睫毛に触れるようなさし方はやめましょう。

容器に雑菌が入って眼の感染症の原因になることもあります。

正しい点眼法とは？

正しい点眼法を身につけることで、薬の効果が最大限に発揮され、また副作用の予防・軽減につながります。

①手をきれいに洗い、清潔にします。

②少し上方を向いた状態で下まぶたを軽く引き、一滴を確実に点眼します（一回一～二滴の場合もありますので、医師または薬剤師の指示に従ってください）。

容器の先がまぶたや睫毛に触れないように要注意ください。

③点眼後は、一～五分ほどまぶたを閉じるか、目頭を軽く押さえます。

1. 手を石鹸でよく洗い清潔にします。

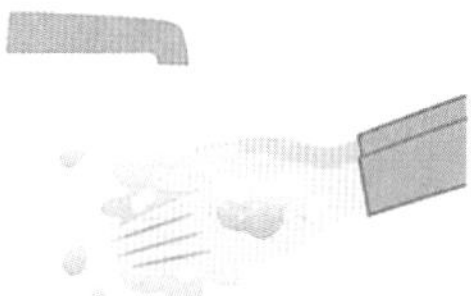

2. 下まぶたを軽く引き、1 滴を確実に点眼します。

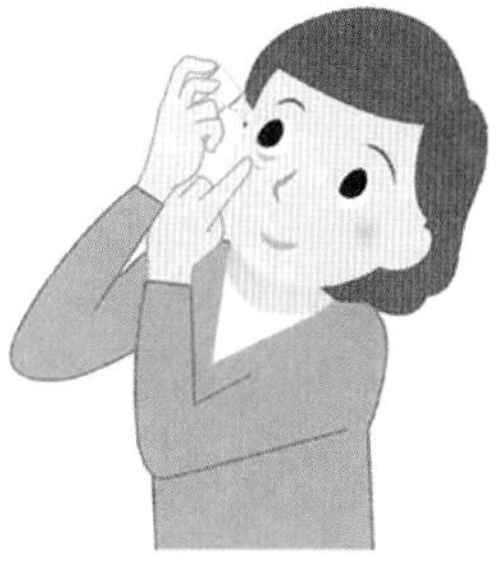

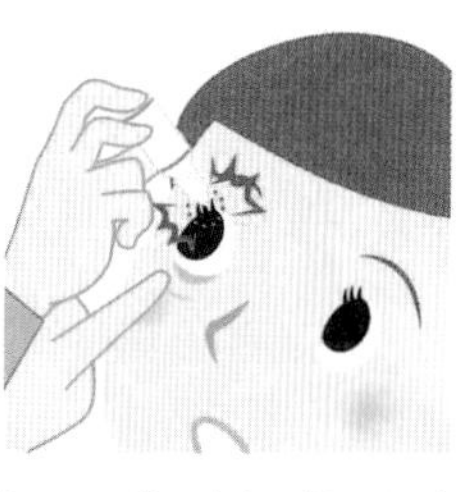

容器の先がまぶたや睫毛に触れないように

1 回 1 滴と指示されている場合は、1 滴で十分な効果があります。
2 滴以上点眼する必要はありません。

まばたきは厳禁です。
④あふれた点眼薬は、清潔なガーゼやティッシュで拭き取ります。

点眼薬一滴は〇・〇三〜〇・〇五ミリリットルですが、眼の中には〇・〇二ミリリットルぐらいしか入らないため、必ず点眼薬の一部は眼からあふれてしまいます。それを放っておくと、眼の周囲のまぶたの皮膚がかぶれるなどの副作用が出ることがありますので、ガーゼやティッシュを用意して下まぶたを被ってから目薬をさすようにしましょう。

⑤二種類以上の目薬を使用する場合は、三〜五分以上間隔をあけて点眼します。

その理由として、先に点眼した目薬が、後から点眼した目薬によって洗い流されるのを防ぎます。急ぐ時でも二〜三分は空けましょう。

3. 点眼後は１〜５分ほど、まぶたを閉じるか目頭を軽く押さえます。

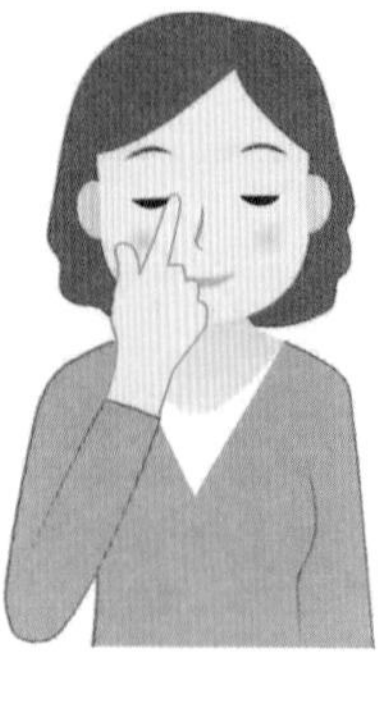

4. あふれた点眼薬は、清潔なガーゼやティッシュでふきとります。

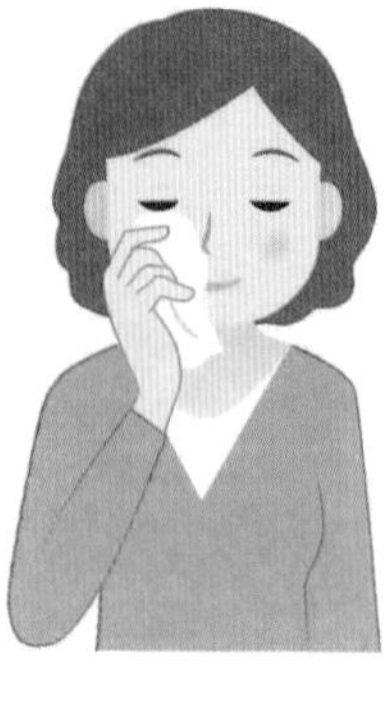

5. ２種類以上の目薬を使用する場合には、間隔を３〜５分以上あけてから点眼します。

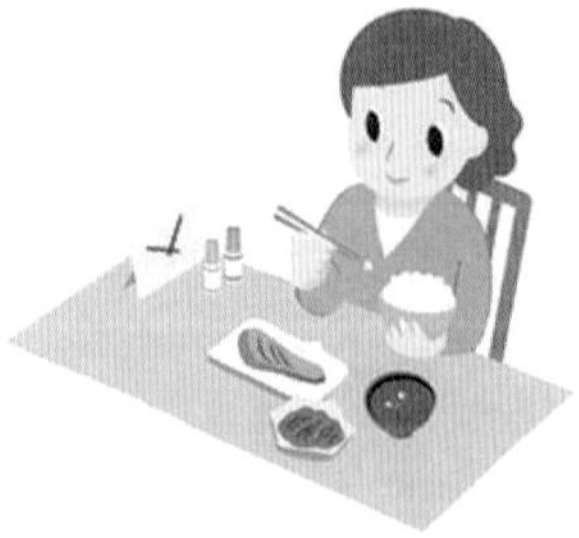

優しく確実な目薬のさし方のいろいろ

●アカンベー法

利き手で目薬を持ち、反対側の手は人差し指を立てて他の指は握ります。人差し指で下まぶた軽く引きます。目薬を持った利き手を反対側の手の上に乗せ、容器の先がまぶたや睫毛に触れないように注意して点眼します。

●こぶし握り法（指先に力が入りにくい高齢者にお勧めです）

利き手で目薬を持ち、反対側の手でこぶしを握ってげんこつを作ります。そのげんこつで、下まぶたを軽く引きます。目薬を持った利き手をげんこつの上に乗せ、容器の先がまぶたや睫毛に触れないように注意して点眼します。

●点眼補助具の活用法

これらの二つの点眼法を用いても、どうしても目薬が上手

アカンベー法

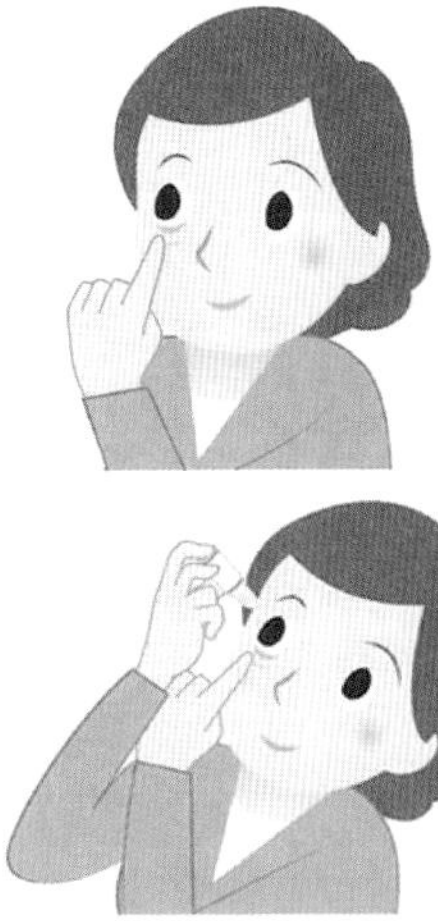

こぶし握り法

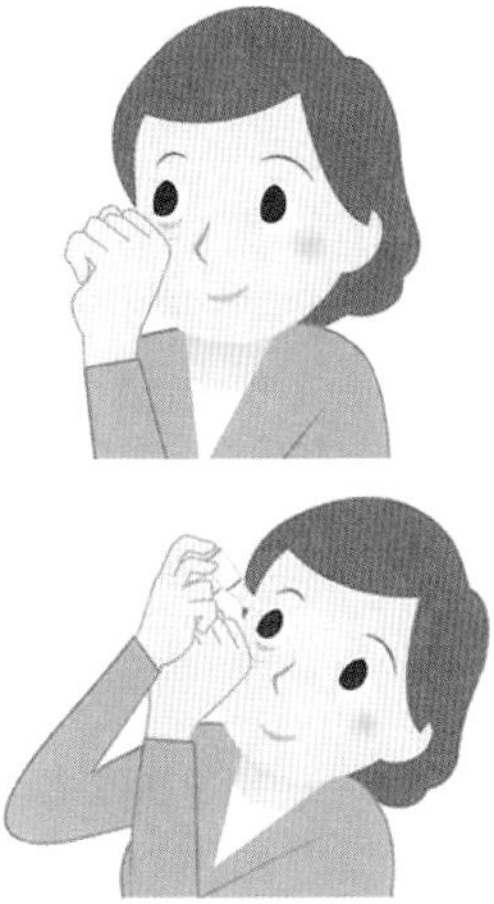

出典：内野裕一眼科ケア .10(8).745(2008) より改変

にさせないという方もいます。そこで、毎日の点眼をサポートして治療継続に役立ててもらうために、巻末に添付した「治療点眼薬一覧表」中のキサラタンとザラカム、また、ミケルナの点眼薬及び参天製薬のほぼすべての点眼薬には専用の点眼補助具が用意されていますのでご利用ください。

毎日の点眼を習慣化しましょう

緑内障の症状はゆっくり進行するため、うっかり点眼を忘れる人もいます。でも、治療で大切なのは毎日忘れずに点眼を続けることです。家族に声をかけるよう頼んだり、ライフスタイルに合わせて点眼を習慣化するように工夫して治療を続けましょう。

・点眼のタイミングを決める

起床時、洗顔前、入浴前、食膳、食後、就寝前など、

点眼補助具による点眼方法（参天製薬の点眼薬用）

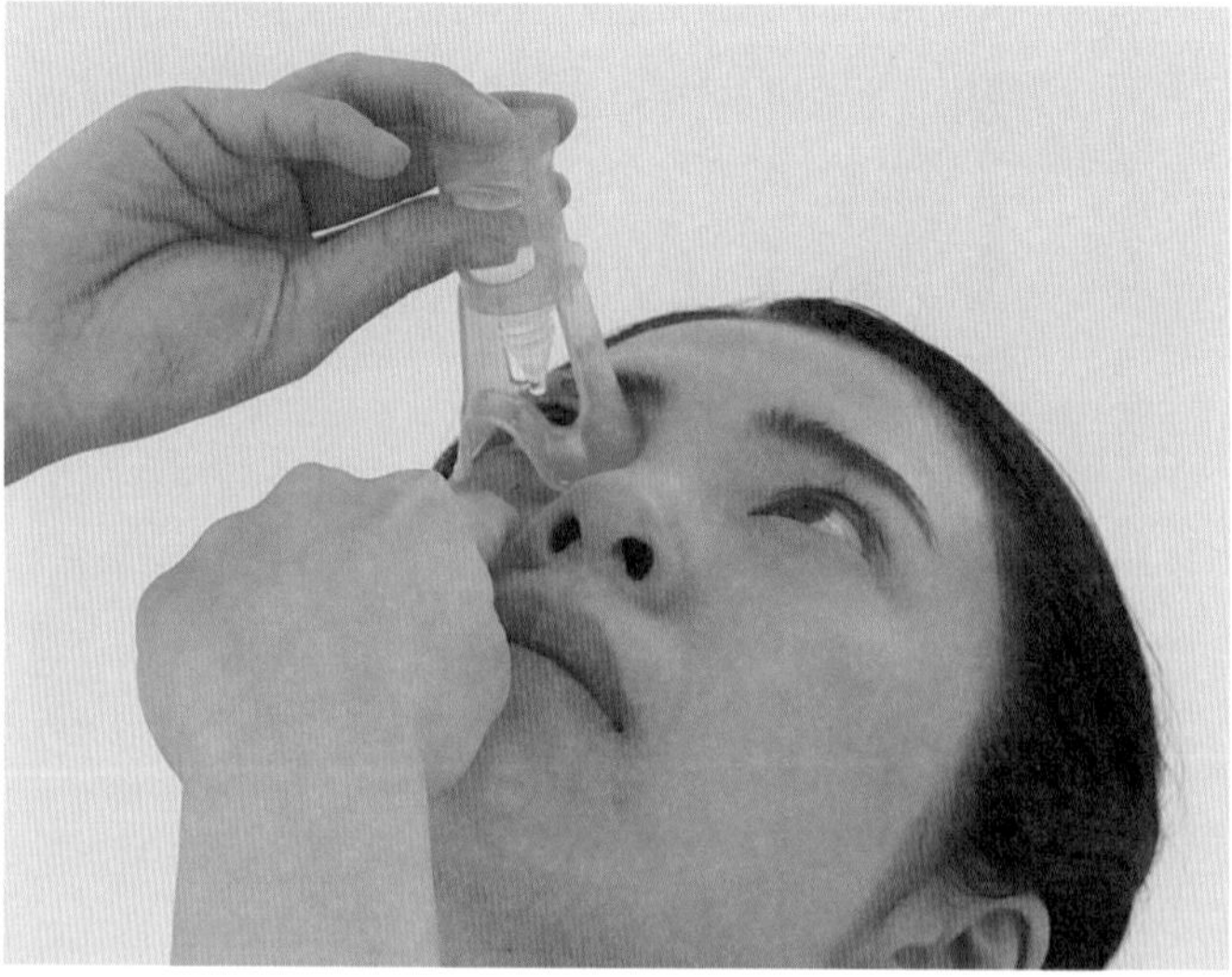

一日のローテーションの中で必ず行なう日課の前後に、点眼のタイミングを決めておきましょう。

・目薬の置き場所を決める

洗面所やリビングなど、点眼時に必ず目に付く決まった場所に置くようにしましょう。

・アラーム機能を使う

点眼の時間を、スマートフォンや電子お薬手帳のアラーム機能に設定しておきましょう。

・点眼したら印をつける

点眼後、カレンダーや手帳などに印をつけてチェックを入れるのを習慣化し、さし忘れを防ぎましょう。

通常、一日一回の点眼薬であれば、入浴前など決まった時間帯に点眼をお奨めしています。

しかし、仕事の都合などで夜が不規則な人は、朝の洗顔前に点眼するのもよいでしょう。

ただし、医師から点眼時間の指示がある場合は、その時間帯を守ってください。

使っている点眼薬の特徴を知ろう

緑内障の治療法の基本は、点眼薬を使って眼圧を下げることです。眼圧を下げる点眼薬には、眼内で作られる房水の量を減らして眼圧を下げるものと、房水の排出を促して眼圧を下げる点眼薬の二種類があります。眼内で作られる房水の量を減らすものとしては、「β《ベータ》遮断薬（チモロールなど）」「炭酸脱水酵素阻害薬（ブリンゾラミドなど）」があります。眼内から排出を促すものは「プロスタグランジン関連薬（ラタノプロストなど）」「ＲＯＣＫ《ロック》阻害薬（グラナテック）」「ＥＰ２《イーピーツー》受容体作動薬（エイベリス）」などです。さらに、房水の産出を抑えると同時に排出も促進させる「α２《アルファツー》刺激薬（ブリモニジン）」といった点眼薬もあります。いずれも、房水の流れをよくすることを目的とした点眼薬です。

著者も正会員として所属する日本緑内障学会は、患者さんに処方する点眼薬に関する「緑内障診療ガイドライン」を定めています。このガイドラインには「正常眼圧緑内障を含む慢性緑内障（開放型緑内障）では、眼圧を下げる効果と一回という点眼回数、副作用が少ないという点を考慮し、プロスタグランジン関連薬（ラタノプロストなど）が第一選択薬になる場合が多い」とされています。このほか、最初に使われることの多い点眼薬としては、β遮断薬もあります。

第二選択薬としては、α２刺激薬や炭酸脱水酵素阻害薬、ＲＯＣＫ阻害薬などが挙げられます。

眼科医は、こうしたガイドラインをもとに、患者さんの病状や年齢、全身疾患などの持病（気管支ぜんそくや慢性閉塞性肺疾患、心不全、重篤な腎疾患やアレルギーなど）などのさまざまな要素を考慮した上で点眼薬を処方します。

あなたが眼科で処方されている点眼薬には、どのような働きをして、どのような効果があり、どのような副作用があるのか、ご存じでしょうか？　患者さんは点眼薬の特徴をよく理解し、納得した上で、眼科医と相談しながら治療を進めていくのが効果的です。このような考え方を、現在の医療では「アドヒアランス（服薬遵守《じゅんしゅ》）」と言います。患者さんの中には、点眼薬はもらったものの、さすのを忘れたり、何滴もさし過ぎたりといったことを繰り返し、効果が出なかったり副作用が出たりという事態を招くケースも少なくないため、眼科医は点眼薬についてしっかりと説明し、患者さんも処方された薬の特徴をきちんと知っておくというアドヒアランスが大事なのです。

こうした必要最小限の薬剤と副作用で、最大の効果を上げていくのが薬物治療の原則です。最近では二剤を配合して一剤となった新しい配合薬も増えています。この場合、一日に二回さしていたものが一回で済むなど、患者さんの負担が軽減され、アドヒアランスも向上します。しかし、点眼薬のさし忘れを防ぐために充分な注意も必要となります。

⑧緑内障悪化の元凶を消す国内初「水素ガス温熱眼科療法」®

緑内障などの眼病治療にも有用な「高濃度水素ガス吸入療法」®

眼と活性酸素（酸化ストレス）との関係

糖尿病やがん、脳血管疾患の虚血性心臓病などの中高年の全身病だけでなく、緑内障、白内障、糖尿病網膜症、加齢黄斑変性などの眼病にも、活性酸素（酸化ストレス）が深く関わっています。

呼吸によって体内に取り込まれた酸素は、肺から血液を通して体の隅々に運ばれています。この酸素を利用して、細胞内のミトコンドリアが生命活動に必要なエネルギーのもとを産生していますが、その副産物として出てくるのが活性酸素です。呼吸によって消費される酸素の二〜三パーセントが活性酸素になります。

酸素を利用し、細胞内のミトコンドリアは生命活動に必要なエネルギーのもとを効率的に産生するとともに、副産物として活性酸素を出します。

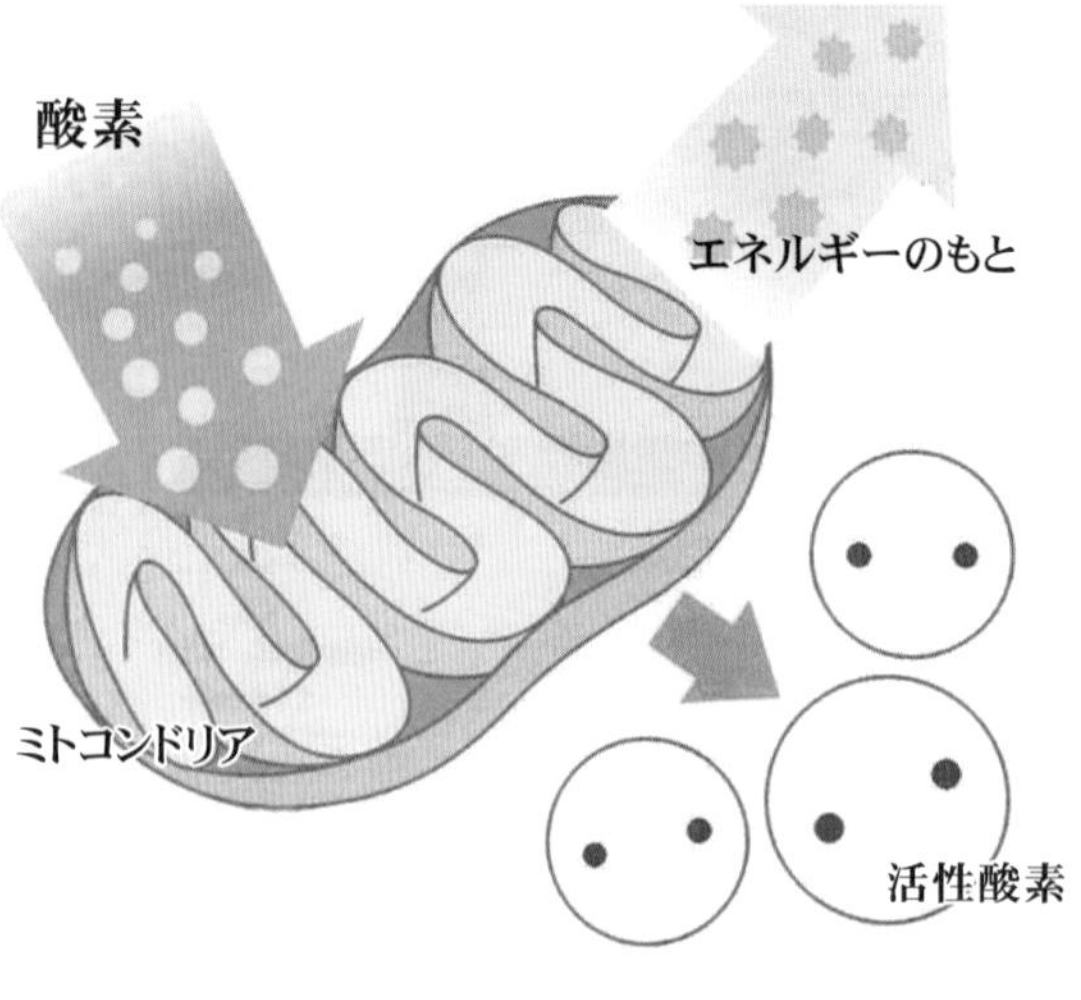

活性酸素（酸化ストレス）が眼と体の病気に深く関与する

白血球などは、この活性酸素を利用して体内に侵入してきた細菌やウイルスを撃退します。ですから、活性酸素はある程度は必要なものといえるでしょう。しかし一方では、過剰に発生した活性酸素が細胞膜を破壊したりDNAを傷つけたりすることで、眼や脳や心臓などの重要な臓器で前述の多くの重大な病気の発症に関わっているのです。

このように、活性酸素はきわめて高い酸化力を持ち、体内の細胞をサビ（酸化）させます。この状態が長く続くと、さまざまな疾患の原因になります。このため、眼を含めた全身のすべての病気の九〇パーセント以上に活性酸素が関与していることが分かっています。すなわち、過剰な活性酸素が眼と体に悪影響を及ぼすのです。

活性酸素は極めて高い酸化力をもち、体内の細胞をサビ（酸化）させます。この状態が続くとさまざまな疾患の原因になります。その反面、白血球などは活性酸素を利用して、体内に侵入した細菌やウイルスを撃退します。

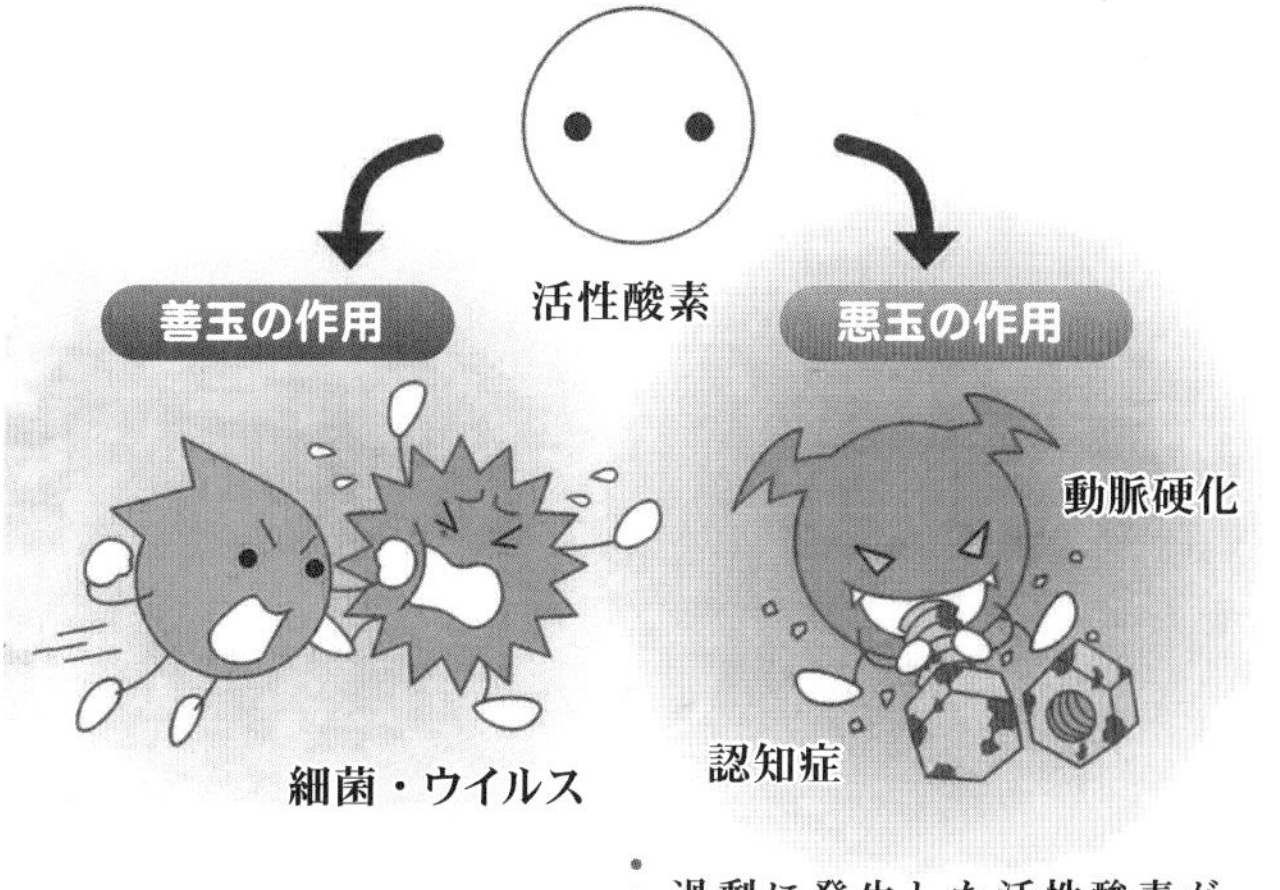

白血球などは活性酸素を利用して殺菌を行なう。

過剰に発生した活性酸素が、細胞膜を破壊したり、DNAを傷つけたりすることで、脳や心臓、眼などの病気の発症に関与する。

活性酸素（酸化ストレス）と抗酸化酵素とのバランス

私たちの細胞は、活性酸素から身を守るさまざまな「抗酸化酵素」を同時に産生しています。さらに、食事から摂取した「抗酸化成分」も活性酸素を除去する役目を果たしています。

活性酸素と抗酸化酵素のバランスが取れていればよいのですが、四〇歳を過ぎたころから年齢を重ねるほどに「抗酸化酵素」を作る能力が急激に低下するとともに生活環境や生活習慣の変化などにより、現代は活性酸素が過剰になり酸化ストレスによる疾患が起こりやすい時代になっています。例えば、日常のストレス、睡眠不足や睡眠の質の低下、食事の偏りや過剰、飲酒、高血糖（糖尿病）、たばこの煙、紫外線と共に日光やスマートフォンなどからのブルーライト、加齢、過激な運動、化学物質など、活性酸素を

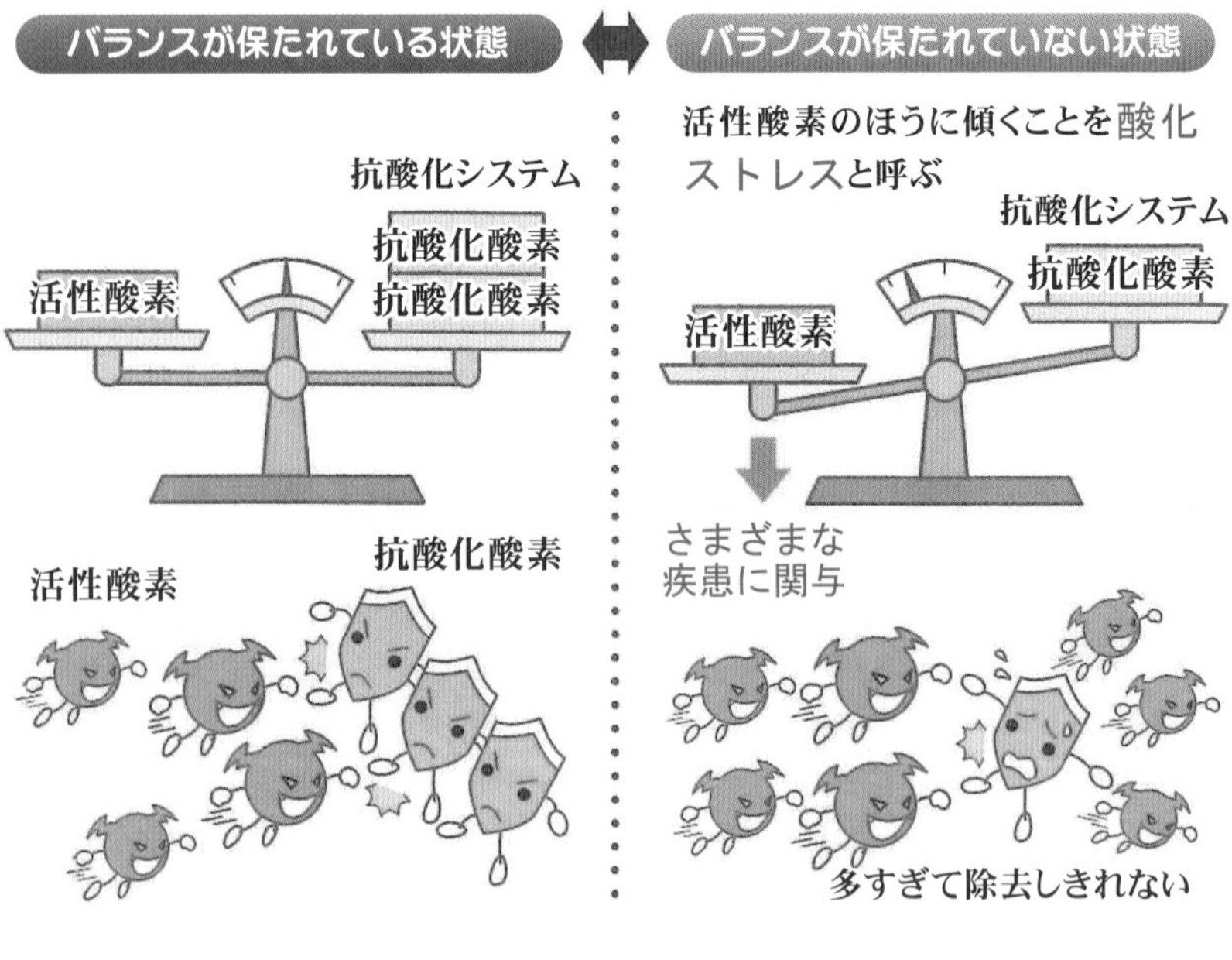

増やす要因は数え切れません。

特に衣服などで防御できない眼は、紫外線やブルーライトなどの有害光に直接さらされることが多く、活性酸素が発生しやすい臓器の一つです。これらの多くの要因による酸化ストレスは、前述の通り、多くの眼疾患の原因であることが明らかになっており、緑内障、白内障、糖尿病網膜症、加齢黄斑変性など中高年の視覚障害に関わるほとんどの病態に深く関わっていると考えられています。

眼の健康を維持するための抗酸化成分

若いころは細胞内で十分に抗酸化酵素が作られていますが、加齢とともに機能が衰えていくため、食事などを介して日常的に抗酸化成分を取り入れることが必要となってきます。このように、年齢を重ねるほどに抗酸化能力が坂を下り落ちるように低下していく中高齢者にとって、体内に抗酸化成分を取り入れることはとても大事なことです。そうすることで、処理できずに残留した活性酸素を消去できると考えられます。

生体の色のもととなる物質（色素）の中には、光エネルギーを吸収することで、活性酸素を生成するものがあります。目は直接光にさらされることが多く、活性酸素が発生しやすい部位です。

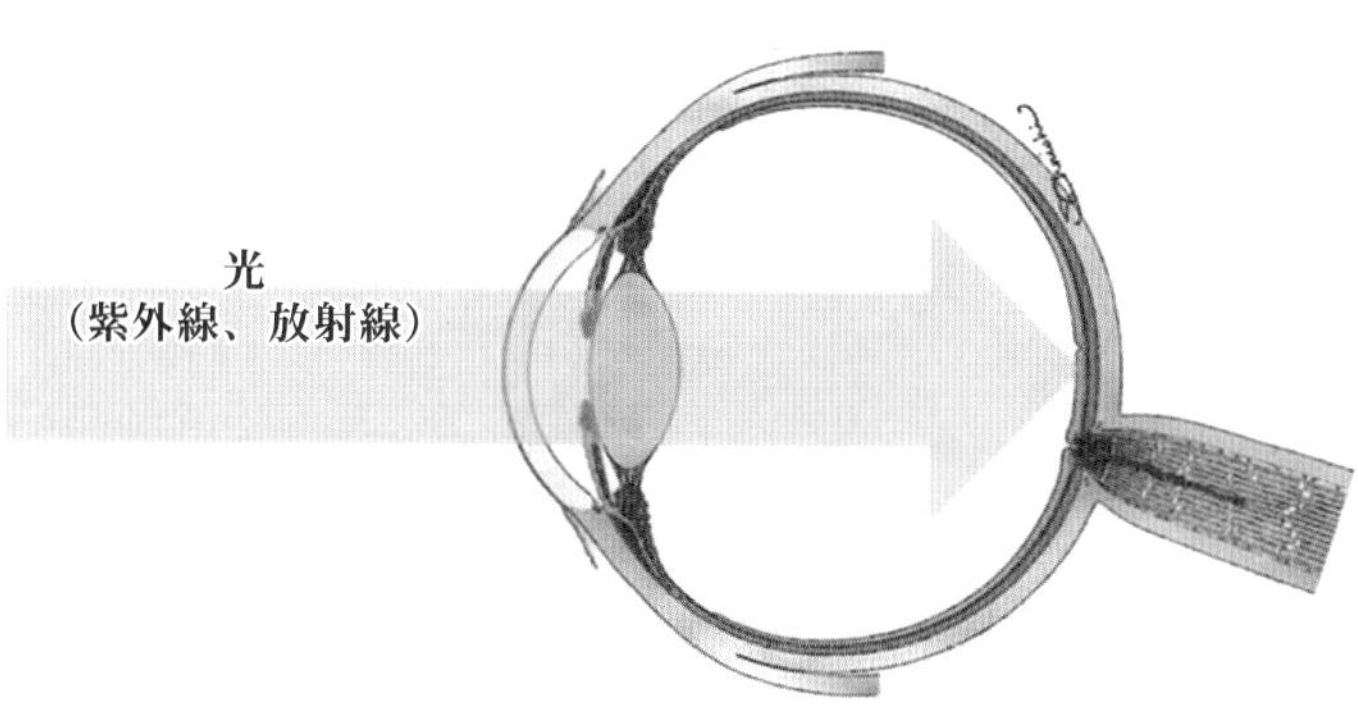

「水素ガス吸入療法」の優れた抗酸化力

近年、過剰に産生された活性酸素を消去する有効な手段として、「水素ガス」が脚光を浴び、多くの疾患の治療やアンチエイジング医学など多方面の分野で研究が進められ、数多くの優れた有用性が報告されています。

水素は最も悪玉の活性酸素（ヒドロキシラジカル）と選択的に結合して無害化します。さらに、ミトコンドリアを活性化させ、体内三七兆の細胞を活性化させます。

二〇〇七年に世界で最も権威ある医学雑誌である「ネイチャー・メディスン」に掲載された日本医科大学の太田成男教授の論文報告でも、水素の特徴として副作用がないこと、そして、眼を含めた全身の疾患（認知症、がん、心肺停止、生活習慣病、外傷など）にきわめて広い分野でのその有用性を発揮し、しかも医薬品よりもより顕著な効果も認められることなどが詳細に明記されています。

また、東京大学が行なった水素ガス吸入による脳波への影響の調査によると、水素ガスを吸入した約五分後から、心身の安静化を示すα波が顕著に出現することが報告されています。すなわち水素ガスによって脳細胞が活性化されてストレスを消去するだけでなく、自律神経の安定化ももたらされて心身の状態が落ち着き、リラックスできることも立証されています。

●水素ガスの特徴として多くの優れた有用性が医学的に立証されています。

・悪玉活性酸素を選択的に無害化する
・エネルギー代謝を促進させる
・細胞を活性化し、免疫力を高める
・抗炎症作用がある
・放射線障害を低減させる
・抗アレルギー作用がある
・抗がん剤の副作用を軽減する
・副作用がない

水素ガスは、現在多くの医療現場で使用されており、より多量の水素ガスをより高頻度により長時間吸入したほうが効果がより優れていることが分かっています。その効用は多岐にわたり、中枢神経から眼を含めた各種臓器、

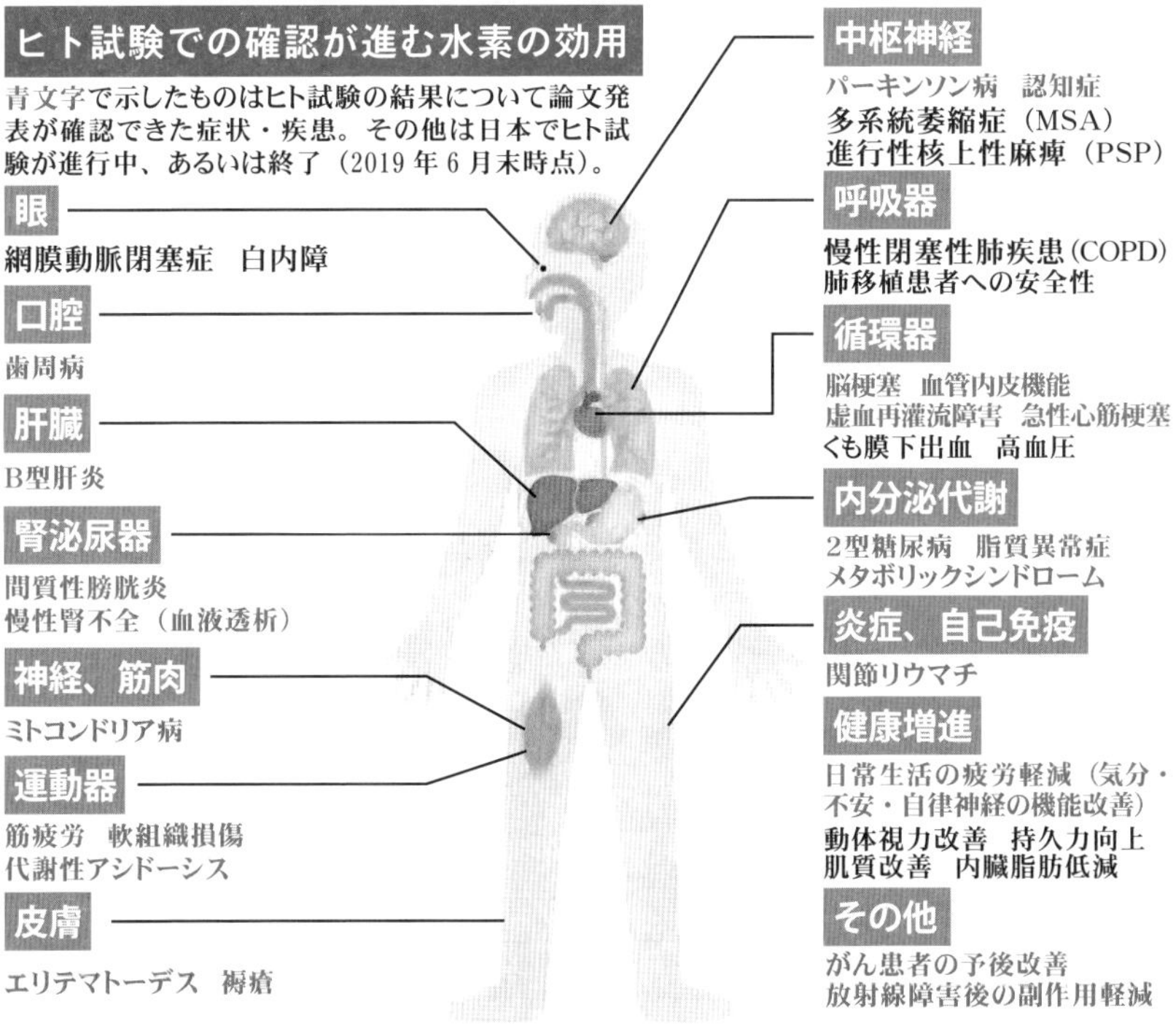

青文字で示したものはヒト試験の結果について論文発表が確認できた症状・疾患。その他は日本でヒト試験が進行中、あるいは終了（2019年6月末時点）。

内分泌系、自己免疫系、皮膚、運動器、日々の健康増進、アンチエイジングなど、多様な疾患や不調の改善作用が明らかになりました。

眼科の医療現場でも「水素ガス吸入療法」が最新の治療として導入されるようになり、悪玉活性酸素を消去、排出して緑内障をはじめ、白内障、糖尿病網膜症、加齢黄斑変性など中高年者の眼の視覚障害に関する疾患予防と進行抑制に役立っています。

正常眼圧緑内障に有効な「近赤外線療法」

日本人の緑内障患者の七割以上を占める「正常眼圧緑内障」は、前述の通り眼圧が正常範囲内（二〇㎜Hg以下）であるにもかかわらず視神経が障害される緑内障です。その重要な原因として指摘されているのが眼底の血流不足です。視神経に酸素や栄養を送る眼の血管に血流障害が起きると、視神経が衰えていきます。

そこで、眼底の血流を促進させる治療法として、首のつけ根周囲の両側にある星状神経節（上半身の各器官や臓器の働きを支配する交感神経が集中している部位）に近赤外線を照射する温熱治療法が非常に有用であることが研究で立証されています。

近赤外線は、赤外線の中で最も波長の短い光で、体内の水分や血液に吸収されることなく体内の深部まで到達します。しかも、熱エネルギーに変化しやすいため温熱効果にもすぐれて、人体にも無害であることが証明されています。この近赤外線を星状神経節に照射することにより、脳の血流が促進されて交感神経の緊張がほぐれ、眼底の血流が改善されて網膜や視神経の働きがよくなるというわけです。

近赤外線療法は、七～八分程度でほのかに温かく感じる程度で特に痛みもありません。この療法を受けた患者さんの多くが「視界が明るくなった」「今までぼやけて見えていたものが鮮明に見えるようになった」などの顕著な改善効果を実感されています。個人差もありますが、出来れば週に一～二回のペースで近赤外線療法を受けるのが理想的です。ただし、一度欠損した視野が回復するわけではありません。あくまでも衰えた視神経や視細胞の働きを活発にして、緑内障の進行を抑えるのが目的ですから、継続的に受けることをお勧めします。

ここで注意して頂きたいのは、緑内障の治療を目的に近赤外線療法を行なう医療施設は、「眼科」に限られるという点です。例えば、他科のある病医院に、近赤外線を照射するレーザー治療器を導入している施設があったとしても、緑内障の治療用には用いていません。このため、必ず、専門の眼科で治療を受けることが大切です。

「水素ガス吸入療法」と「近赤外線温熱療法」を組み合わせた「水素ガス温熱眼科療法」®の画期的な効果

当院（むらかみ眼科クリニック）では、緑内障、白内障、眼底疾患（糖尿病網膜症、加齢黄斑変性、網膜色素変性）などの治療に有効な「水素ガス吸入療法」と「近赤外線温熱療法」を併用した「水素ガス温熱眼科療法」®

を国内で初めて導入しています。痛みも苦しさも全くなく、非常に有効な治療法として高い評価を頂いています。

中高年の方にも優しい「水素ガス温熱眼科療法」®の実際

■一分間吸入するだけで水素水三トンを摂取した場合と同じ作用が得られる「高濃度水素ガス発生装置」を導入し、「水素ガス吸入療法」によって多量の水素を体内に取り込むことができます。このため、病気の約九〇パーセントの元凶とされている「悪玉活性酸素」（ヒドロキシラジカル）を身体から消去、排出して免疫力を高め、人間が本来持つ治癒能力を最大限高めることで、眼と体の病気を予防し、進行も抑えられることが知られています。

■さらに、首の根元にある星状神経節という領域への「近赤外線温熱療法」（スーパーライザー ＰＸ）も併せて行なうことにより、視神経や眼底の網膜の血流を著明に改善し

当院（むらかみ眼科）の「水素ガス温熱眼科療法」®治療室

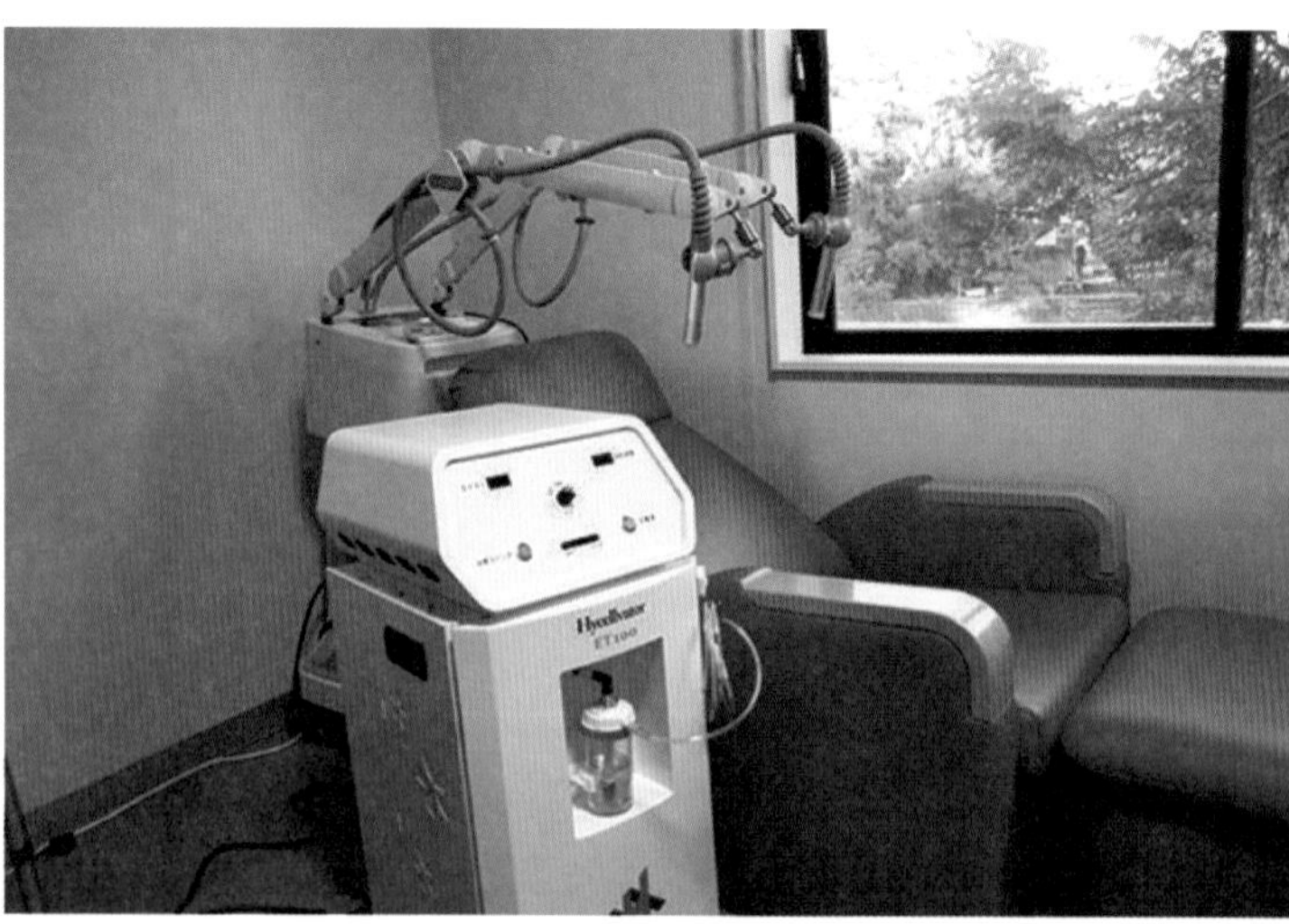

て、緑内障や眼底の網膜の病気の治療にも有効であることが医学的にも証明されています。すなわち、この療法は眼病の予防と治療に目覚ましい相乗効果が期待できるのです。

■このように、「水素ガス温熱眼科療法」®は、痛みも苦しさも全くなく、多くの患者さんから「眼と体がとても楽になり、視界も明るくなって気分まで良くなった」とのご好評も頂き、優れた有効な眼と体の治療法として高い評価を得ています。

このように、「水素ガス温熱眼科療法」®は、かつての「高圧酸素療法」などとは違って閉所に入ることも無く、苦しさも全く無く、通常のリクライニング・ソファでくつろぎながら受けることができます。

そして、悪玉活性酸素を消去、排出して免疫力を高め、眼底の網膜の血流を著しく改善して視神経の働きを高めるダブル効果で、眼病の予防と治療に目覚しいその有用性が高く評価されています。

⑨最先端の眼に優しい「緑内障専用の新型レーザー治療法」（SLT）

緑内障の点眼と併用し、進行を抑える最新の治療法

緑内障の進行を食い止めるには、何よりもまず眼圧を下げる治療を受ける必要があり、一般的には点眼薬による薬物治療が中心となります。実際、治療中の患者さんの約七割は、手術を受けずに点眼薬などでの保存的な治療のみで、眼圧のコントロールが可能であることが分かっています。

とはいえ、点眼薬の治療には注意すべき点もあります。例えば、点眼薬の効果を高めるためには、点眼後に数分間は眼を閉じて、目頭を軽く押さえておく必要があるなど、特に複数の多剤の点眼では患者さんの負担が少なくないのです。

また、仕事が忙しい、脳梗塞などで手や腕にマヒがある、認知症傾向にあるといった人には、複数の多剤の点眼薬になるほど、点眼の治療の確実な実施と継続がむずかしい場合もあります。あるいは、点眼薬を使用中の人でも、点眼薬によってはぜんそく発作を誘発したり、不整脈や低血圧を起こしたりするなど、特に心肺や腎臓の病気のある患者さんには全身的な副作用が憂慮される場合もあります。さらに、長期的に点眼を続けているせいで、治療点眼薬によるアレルギー性の結膜炎や眼瞼の皮膚炎の副作用を生じやすいという難点もあります。緑内障は、治療を長く続ける必要があるため、こういったケースは患者さんにとって重要

な問題です。

そこで、点眼薬治療との併用療法として実施されたり、点眼薬に代わる代替療法として行なわれるのが、レーザー治療法で、患者さんのＱＯＬ向上にも役立っています。これは、房水の流れを停滞させる原因となる排出口の目詰まり部位にレーザーを当て、房水の流れをスムーズにすることで眼圧を下げる治療法です。

新型レーザー治療（ＳＬＴ）

最近の朗報として「選択的レーザー線《せん》維《い》柱《ちゅう》帯《たい》形成術（以下、ＳＬＴ）」という新型のレーザーによる緑内障の光凝固治療法が開発されています。全国の大学病院の眼科などに設置されているハイレベルの機器で、民間の病医院でも稀少数ながら導入されています。当院ではすでに一万例以上ものＳＬＴの治療実績を重ねており、手術とは違って無痛であり、しかも数分間という短時間で体への負担も少

新型レーザー治療（ＳＬＴ）

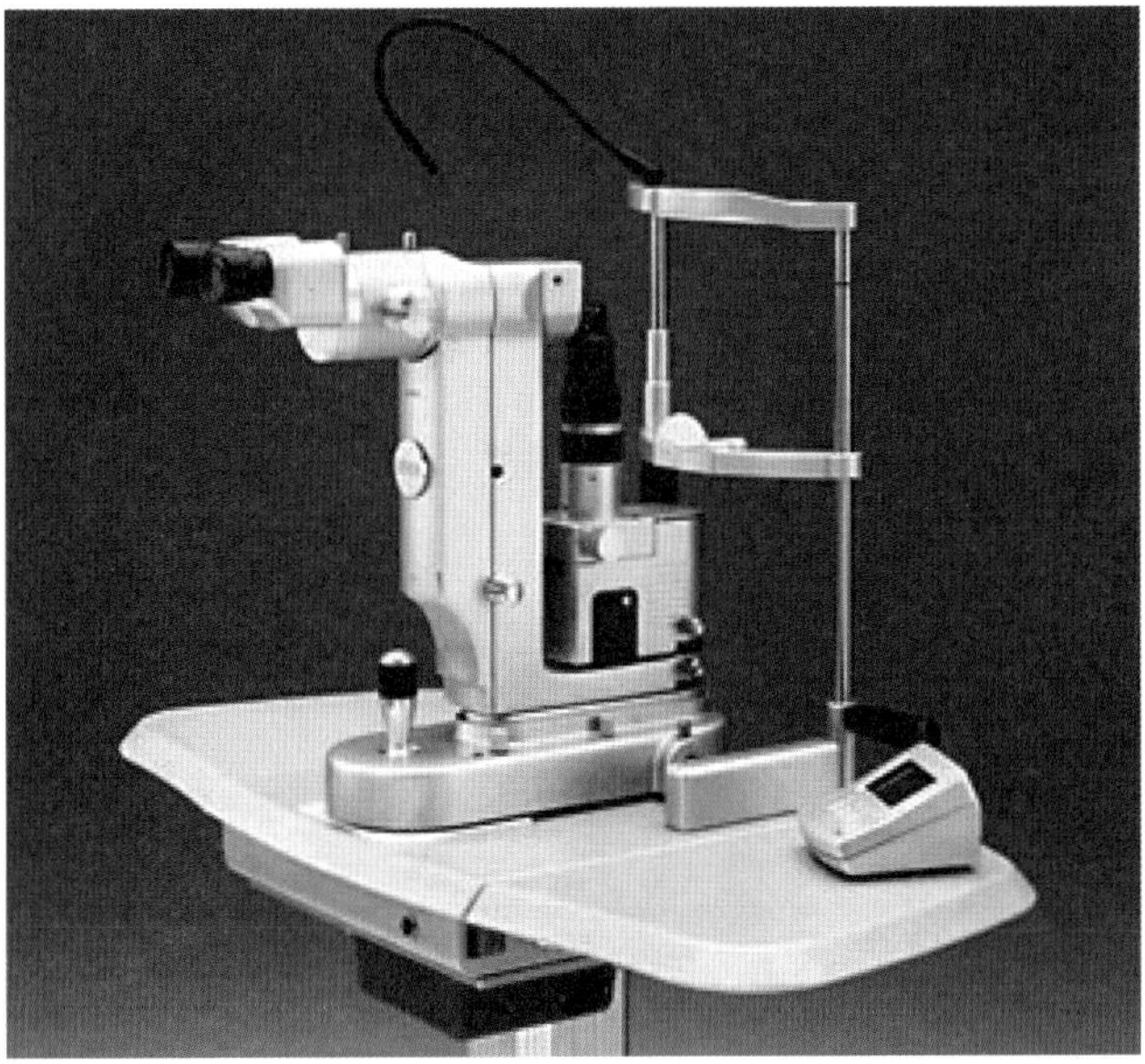

ない外来治療として、緑内障の患者さんへの福音となって喜ばれています。

この最先端治療法のＳＬＴは、従来のレーザーの六〇〇〇万分の一という超低エネルギー（Ｎｄ―ヤグレーザーという特殊なレーザー）で治療します。そのため、線維柱帯の目詰まりの原因になるメラニン顆粒（色素細胞）にのみ吸収され、ほかの細胞を傷つけずに房水の流れをよくして眼圧を下げてくれるのです。

正常な細胞に悪影響をおよぼさないので、副作用も合併症も起こす心配がありません。しかも、効果が一定期間持続するとともに、病状により再照射することもできます。

患者さんの状態や治療範囲によって多少異なりますが、痛みは全く無く、通常五～六分程度で治療は終了します。通院で治療ができるため、入院の必要もありません。

なお、ＳＬＴは健康保険が適用されており、一回につき自己負担が一割の場合は九八〇〇円程度の費用負担で行なえます。

●緑内障専用の新型レーザー（ＳＬＴ）の利点

・副作用や合併症の心配がない。
・外来治療で行なえて、全く痛みもない。治療はわずか数分（通常五～六分程度）。
・全身疾患や要介護の高齢者にも安心して実施ができる。
・日常生活に特に制限はない。治療の当日も普段通り入浴・洗髪も可能。
・健康保険が適用される。生命保険でも「手術給付金」の支給対象となる。

・点眼治療との併用療法や代替療法として実施でき、患者さんのＱＯＬの向上にも役立つ。
・レーザー治療の効果は一定期間持続するとともに、病状の進行があれば追加して再治療できる。

正常眼圧緑内障にも有効例が多い

現在、ＳＬＴの有用性は非常に高く、実施例の八割以上の症例に有効性が認められています。眼圧降下率も二〇～三〇パーセントと報告されており、国内で使用している点眼薬のうち最も眼圧下降の強力なものと同程度以上の効力です。

また、ＳＬＴは正常眼圧緑内障にも有効例が多いことが判明しています。正常眼圧緑内障では夜間に眼圧が上がるために、眼圧の上昇が発見できない場合が少なくないのですが、ＳＬＴを行なえば眼圧下降効果だけでなく、夜間の眼圧上昇を含めた一日の眼圧変動の差が抑えられるからです。

ただし、ＳＬＴは閉塞隅角型の緑内障の治療には用いられません。

閉塞隅角型の緑内障では、特殊なレーザーで虹彩に小さな穴を開け、そのバイパス作用で房水の流れを良くする「レーザー虹彩切開術」という治療法が行なわれます。

早期発見・早期治療、そして治療の継続が基本

ただし、すでに病状が進んで眼圧が非常に高い緑内障の場合には、ＳＬＴの適応外となり、手術をして眼圧を下げるしかありませんが、手術をして眼圧が下がっても、既に失った視野や視力を取り戻すことはできません。このような困った事態にならないで済むように、そしてこの新しい治療法の恩恵にあずかるためにも、緑内障は早期発見・早期治療が何より大事なのです。

しかし、高齢の人は目がかすんでも見えにくくなるまで我慢し「老眼や白内障のせいだ」などと決め付け、誤った自己診断をして、完全に手遅れの状態になってから来院されるケースがいまだに少なくありません。

緑内障による視覚障害を防ぐためにも、少しでも眼に異変を感じたら、早めに眼科専門医を受診するようにしましょう。そして、進行を抑えるには、治療の継続がとても重要だということを忘れないでください。

⑩「極小切開法《ごくしょう》」白内障手術（ＭＩＣＳ《ミクス》）と「低侵襲」緑内障手術（ＭＩＧＳ《ミグス》）との同時併施も可能な時代に

わずか二ミリの切開創から最大の成果

■「白内障」とは、どのような病気なのでしょうか？

白内障は、水晶体（カメラのレンズに相当する部分）が濁ってしまい、眼がかすんだり、ぼやけて見えにくくなる病気です。眼の疲れや二重視、まぶしさなどを伴う場合もあります。

■「白内障」の原因は何でしょう？

大半は、白髪やシワと同様に加齢現象です。そのため、薬を用いても、すでに濁った水晶体の透明化はできず、白内障の進行を少し遅らせる程度の効果しか望めません。高齢化時代になった今、特に急増し、高齢者の視覚障害の主座を占めています。

■根治の方法として最新の手術にはどのような方法があるのでしょうか？

最新の手術法として、「極小切開法《ごくしょう》」（ＭＩＣＳ《ミクス》）という世界的にも優れた手術法があります。世界最小のわずか二ミリほどの創口から、白内障を超音波で細かく分化して吸引除去する方法です。目薬のように優しい局部麻酔だけで、特に痛みもなくごく短時間の内に行なわれるようになりました。同時にその小さな創口から、柔軟な高品質の眼内レンズを小さく折りたたんで、眼内に挿入し、眼の中で開いて固定するという画期的な手術法を当院では導入して、高い評価を頂いています。

■「極小《ごくしょう》切開法」白内障手術（ＭＩＣＳ）と高品質眼内レンズにはどのような特徴があるのですか？

「極小《ごくしょう》切開法」に利用されるこの高品質の眼内レンズは、「ソフトアクリル」という柔軟な素材を生かして、非常に小さな切開創から挿入できる優れた機能を持っています。

しかも、手術中の痛みもなく、白内障を根治すると同時に遠視や近視も軽くして治すことができます。

そのため、視力の回復も顕著で、長期に

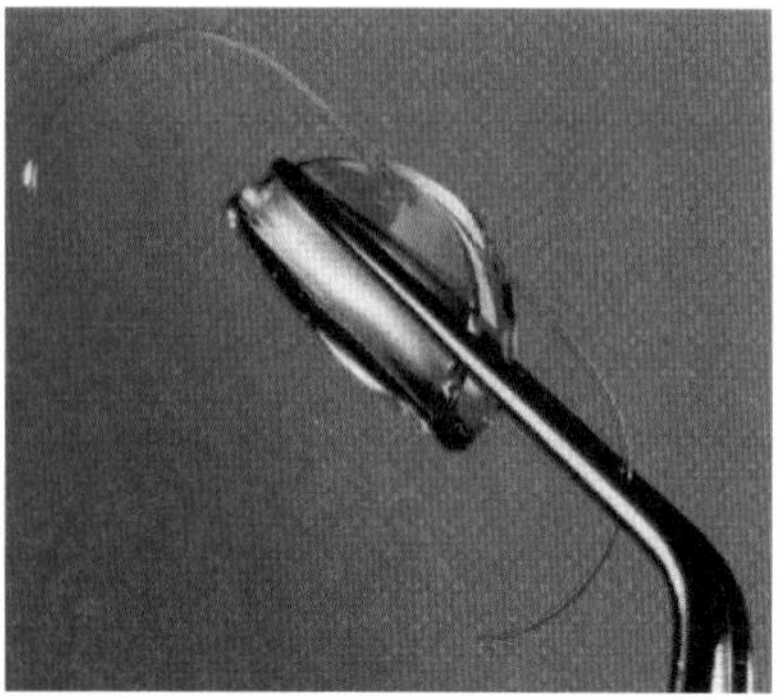

柔軟な最新の最高品質眼内レンズ

より小さな切開創へ（従来の約1/6以下）

従来の切開創　約12ミリ　　　最新の切開創　約2ミリ

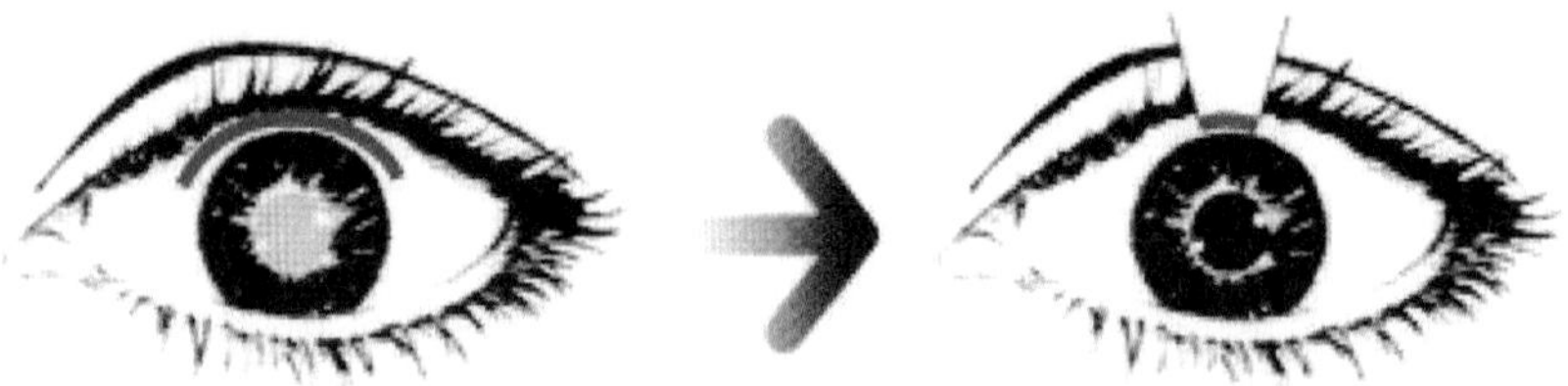

わたり優れた視力を維持できる利点も有し、「眼科医療の中で最大の成果」とされています。

また、「白内障手術および眼内レンズの挿入手術」ともに健康保険の適応となり、この極小《ごくしょう》切開法手術（ＭＩＣＳ《ミクス》）でも負担額は変わりません。

■「極小《ごくしょう》切開法」での手術は、「緑内障」や「糖尿病網膜症」など、ほかの眼の病気を併発している場合も可能でしょうか？　また、白内障と緑内障との同時手術も可能ですか？

可能です。「極小《ごくしょう》切開法」は眼に優しい手術法で、術後の炎症も少ないからです。

さらに、「極小《ごくしょう》切開法」では緑内障進行を抑えるための緑内障手術も、白内障手術での小さな創口を利用して、同時に「低侵襲《ていしんしゅう》」緑内障手術（ＭＩＧＳ《ミグス》）による併施ができるようになりました。

また、糖尿病がある方も、血糖コントロールが良好であれば、「極小《ごくしょう》切開法」での白内障手術は可能です。

術後の炎症も少ないため、糖尿病網膜症の治療もより効果的に行なえます。

■日ごろからの注意点と大事な点について

現代社会では、情報の八〇パーセント以上を眼から取り入れると言われています。しかし、そのために必要な視力は、テレビ・新聞を快適に見るためには〇・五以上を要します。また、当地でも、高齢者のドライバーの方も非常に多く、運転するには〇・七以上の視力が必要となります。高齢者の方々にとっても、快適な日常生活を維持するためには良い視力を保つことが大切です。

しかし、こうした最新の医療の恩恵にあずかるためには、何と言っても早期発見と早期治療が大切で、緑内障などで一度失った視野や視力などの視機能は取り戻すことができません。このため、見え方の違和感に気付いても「老眼や白内障だけだ」などと決め付けて自己判断で放置せず、眼のかすみや視力低下に気付いたら、出来るだけ早めに眼科専門医を受診し、白内障の状態だけでなく緑内障など他の余病の有無についても診察を受けることが肝心です。

村上　茂樹（むらかみ　しげき）
1959年、山口県萩市生まれ。
順天堂大学医学部卒業。同大学院医学研究科博士課程修了（高齢者の失明予防医学を研究）。
医学博士／順天堂大学客員教授／日本眼科学会認定眼科専門医／日本東洋医学会認定漢方専門医／日本抗加齢医学会認定専門医／日本ブラインドマラソン協会医事委員／日本医師会認定健康スポーツ医（医学生時代には箱根駅伝連覇にも貢献）

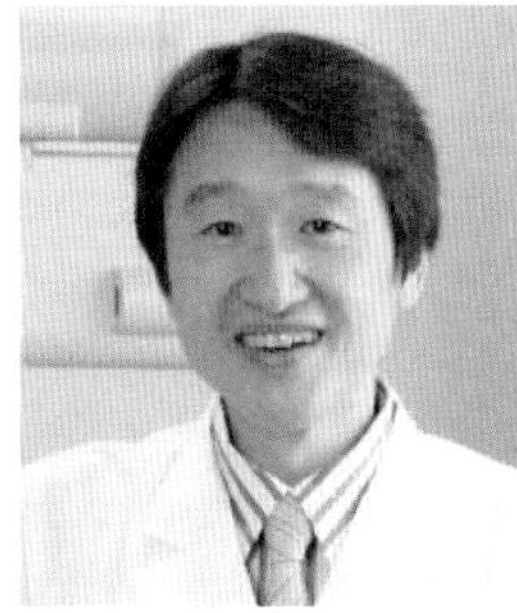

世界最小でわずか2ミリからの「極小切開法《ごくしょうせっかいほう》」（MICS《ミクス》法）と最高品質の眼内レンズによる白内障手術に併せ、「低侵襲法」による緑内障との同時手術（MIGS法）ならびに眼瞼下垂症などの眼瞼形成手術と共に県内でも稀少な緑内障治療の「選択的レーザー線維柱帯形成術」（SLT）及び網膜治療の「マルチカラーレーザースキャン法」による眼に優しい無痛のレーザー光療法も実施。

さらに、緑内障、白内障、眼底疾患やドライアイなどの眼病の予防と治療に有用な『水素ガス温熱眼科療法』®を国内で初めて導入し、眼科学会専門医と共に東洋医学会漢方専門医と抗加齢医学会専門医の3冠を有する史上初の眼科医として、栄養・漢方治療も併せた眼科の統合医療を実施。

特に、その解りやすい解説及び堅実な医療と眼科手術が身上で、日本眼科学会等での学術講演や論文ならびに著書多数。また、新しい治療法と医療器具の発明特許や実用新案なども多数。

医療法人　湘悠会　むらかみ眼科クリニックホームページ
http://www.murakami-ganka.com

緑内障防ぎ抑える最強療養法

2021年11月15日　初版
著者　村上　茂樹
発行　創流出版株式会社
制作　熊本出版文化会館
熊本市西区二本木3丁目1-28
☎096（354）8201（代）
【販売委託】武久出版株式会社
東京都江東区亀戸8-25-12
☎03（5937）1843　http://www.bukyu.net
印刷・製本／モリモト印刷株式会社
※落丁・乱丁はお取り換え致します。
ISBN978-4-906897-71-7　C0047
定価はカバーに表示してあります